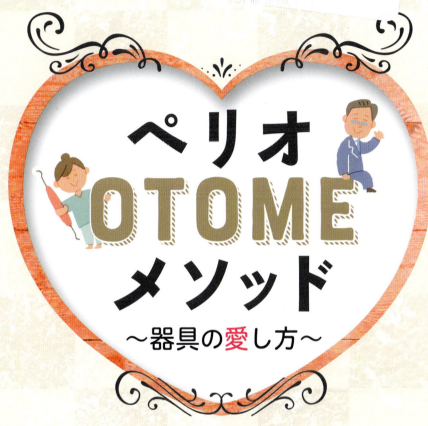

ペリオ OTOME メソッド
～器具の愛し方～

山本浩正

熊本宏美	足利奈々	三國かおり	濱上彰子
菊間真奈美	上田智子	森下明子	小川麻美
谷村妙子	田川舞子	原田芽衣	

医歯薬出版株式会社

This book was originally published in Japanese
under the title of :

PERIO OTOME MESODDO
-KIGU-NO AISHIKATA
(Periodontal instrumentation method by OTOME-how to love your instruments)

YAMAMOTO, Hiromasa
  Yamamoto Dental Clinic

© 2018 1st ed.
ISHIYAKU PUBLISHERS, INC.
  7-10, Honkomagome 1 chome, Bunkyo-ku,
  Tokyo 113-8612, Japan

はじめに

「歯周病を治したい．もっとSRPがうまくなりたい」

　このように，SRPの上達を目標に掲げている歯科衛生士は私たちだけではないと思います．毎日の臨床現場で歯周病患者さんに出会わない日はなく，歯科衛生士の多くはSRPのスキルに悩みながらも，あの手この手で歯周病患者さんと接し，歯周病菌と戦っています．

　その昔，「Dr.Hiro」こと山本浩正先生の講義（Postgraduate Education Course：PEC）を受講していた私たちは，現在，歯科衛生士コースのインストラクター（通称：PEC OTOME）として，たくさんの歯科衛生士の方と出会い，私たち自身も勉強させていただいています．

　そして2017年に，経験年数も勤務先も違うPEC OTOMEのメンバー11名が，「歯周病と対峙する」という共通点のもとに，いままで先輩や患者さんから学んだことや，仲間と考えたことを，月刊『デンタルハイジーン』1～12月号の連載でまとめました．「～器具を愛するための～インストゥルメントロジー」と題したその連載では，私たちに染みついた"Dr.Hiroイズム"と，基本に忠実なインストゥルメンテーションを大切にした臨床のコツをお伝えしました．本書は，連載に新たな内容を大幅に加筆し，「ペリオのメソッド」をよりわかりやすく再編したものです．執筆させていただくという貴重な機会に感謝し，責任を重く受けとめながら，執筆者それぞれの個性も活かしてお伝えしてまいります．

　このような機会をくださった私たちのボスであり，挑戦する勇気をもたせつづけてくださる山本浩正先生，および本書の制作にご協力いただいたすべての方々に心より感謝いたします．

2018年春

PEC OTOMEを代表して　熊本宏美・足利奈々

ペリオOTOMEメソッド ～器具の愛し方～
もくじ

はじめに 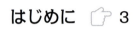 3

本書の構成と使い方 👉 6

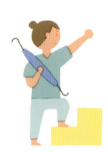

Chapter 1　Way of Thinking

① 患者さんを歯周病から守るために 👉 8

② OHI（口腔衛生指導） 👉 10

Chapter 2　Examinations

① 検査でわかること 👉 20

② エキスプローリング 👉 25

Chapter 5　Other Instrumentation

① 超音波スケーラー 👉 110

② PMTC 👉 121

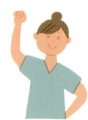

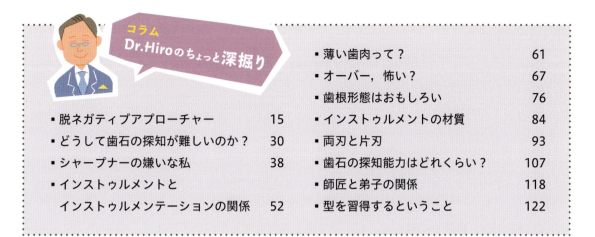

コラム Dr.Hiroのちょっと深掘り

- 脱ネガティブアプローチャー　15
- どうして歯石の探知が難しいのか？　30
- シャープナーの嫌いな私　38
- インストゥルメントとインストゥルメンテーションの関係　52
- 薄い歯肉って？　61
- オーバー，怖い？　67
- 歯根形態はおもしろい　76
- インストゥルメントの材質　84
- 両刃と片刃　93
- 歯石の探知能力はどれくらい？　107
- 師匠と弟子の関係　118
- 型を習得するということ　122

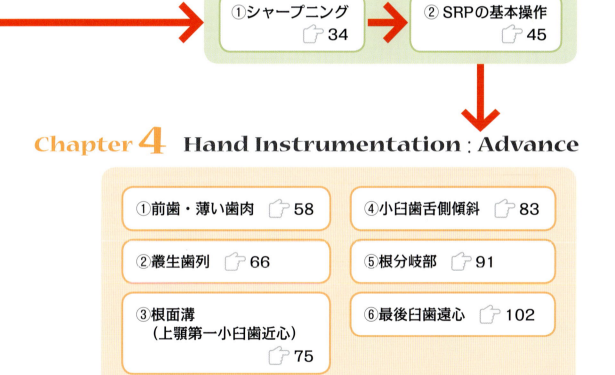

Chapter 3　Hand Instrumentation : Basic

① シャープニング　34
② SRPの基本操作　45

Chapter 4　Hand Instrumentation : Advance

① 前歯・薄い歯肉　58
② 叢生歯列　66
③ 根面溝（上顎第一小臼歯近心）　75
④ 小臼歯舌側傾斜　83
⑤ 根分岐部　91
⑥ 最後臼歯遠心　102

Epilogue：トレーニングを続ける"あなた"へ　134

執筆者一覧　143

Page Design／solo　Illustration／堀川直子，TDL

本書の構成と使い方

　本書は，歯周基本治療を成功に導くために欠かせない基本の「メソッド」を臨床のコツとともにまとめました．

　フローチャート式の目次に沿って，苦手な項目を確認したり，気になる Chapter を重点的に勉強したり，関連する項目に飛んでみたりと，自由に読み進めてください．

　各項目では，臨床で必要となる知識や技術を STEP として示しています．STEP をチェックリスト代わりに用いて，「何ができて，何ができないのか」を確認してみましょう．基本を一つひとつ習得していくことが，歯周基本治療成功への近道です．

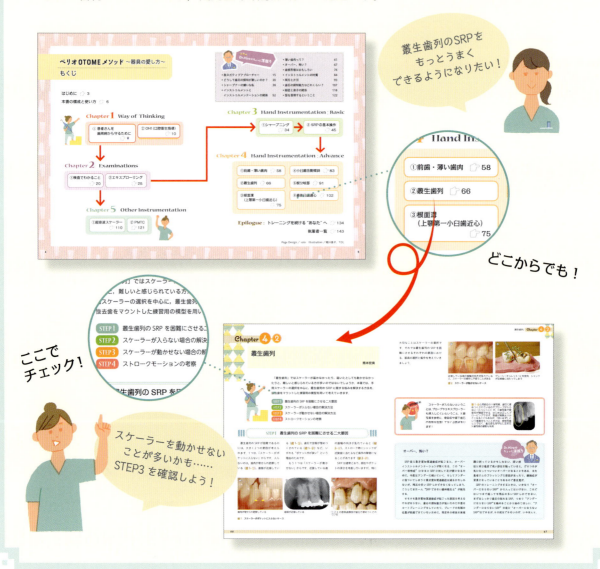

Chapter 1
Way of Thinking

① 患者さんを歯周病から守るために
② OHI（口腔衛生指導）

Chapter 1-① 患者さんを歯周病から守るために

熊本宏美

歯科衛生士の任務と限界

歯周病を患っている患者さんが来院されました．私たちは，「あら！」と歯周病の存在に気がつきます．その「あら！」という気づきから，「治す」という行動に一歩踏み出すには，どのくらいの勇気と覚悟がいるのでしょうか．治す行動とは「歯肉の病的な炎症を消失させ，よくなった状態を維持することで歯を守る」ことです．しかし，それが難しいから私たちは悩みます．何が足りないのか，何を学べばいいのか……，路頭に迷ったような気持ちになることもあるでしょう．

歯周病の原因は「歯周病菌」です．その温床となる歯石やバイオフィルムをなるべく早期に除去することで，病状が快方に向かいます．歯科衛生士には「歯周外科治療」という武器を使うことはできませんが，非外科治療の限界を大きく広げることはできます．歯周ポケットが狭くて深い，アプローチが難しいなどの困難な壁を超えて，一人でも多くの歯周病患者さんに「非外科治療で快方に向かう可能性がある」という選択肢を提示できるように努めることが，私たち歯科衛生士の任務なのではないでしょうか．

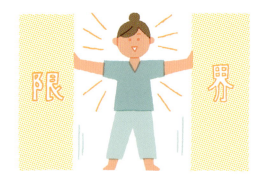

歯周治療を成功させるための条件

歯周病を治すために，私たちは何ができればいいのでしょうか？

一番大切なのは，患者さんと歯科衛生士の意思を一致させることです（コンプライアンスの獲得）．双方が同じ方向を向いて病状安定を目指すことが，最初の条件といえます．患者さんとの信頼関係を築きながら，歯肉縁上のプラークコントロールの確立を目指す工程がOHIです（ Chapter1-②）．

歯肉縁上のプラークコントロールが確立したならば，次はSRPですね．まずはインストゥルメント（歯周治療に必要な器具）の準備を行いましょう．グレーシーの何番？ それとも，ユニバーサル？ いやここは超音波？──臨床でのインストゥ

患者さんを歯周病から守るために Chapter 1-1

ルメントの選択は，術者の個性がでます．自分に合うもの，患者さんに合うものを選択できるように，経験を重ねていきましょう（☞**Chapter3-②**）．そして，それらの手入れも大切です．シャープニングでカッティングエッジと形態を整えなければ，適切なSRPは行えません（☞**Chapter3-①**）．

シャープニングもして，器具も準備万端．さあ，ブレードをポケットに挿入……．待ってください．エキスプローラーで歯石・歯根面の確認ができていますか？　X線写真から情報を得ましたか？　そういった検査一つひとつを確実に行って，口腔内を把握し，SRPの対象，目的を明確にしてから行うからこそ，歯周治療を成功に導けるのだと思います（☞**Chapter2**）．

ここまできて，やっと刃物であるスケーラーを歯周ポケットに入れることができます．術者に必要なのは，インストゥルメントを正しく扱う技術，すなわちインストゥルメンテーションです（☞**Chapter4，5**，ようやく本書の主題です）．

インストゥルメンテーションのステップ・バイ・ステップ

はじめてインストゥルメントを手にしたのは，歯科衛生士学校在学中であったと思います．手にとるものすべてが新鮮でした．そのころにきちんと練習をしていれば，インストゥルメンテーションの基礎ができているはずです．それは，空手や茶道の型のようなもの．基礎（型）ができていて，はじめて応用（型破り）が利きます．ステップアップするには，やはり基礎（型）が大事です．臨床に出てからは，自分の限界を広げる作業をコツコツと積み重ねていきましょう．もし，学生時代に基礎を身につけることができていなくても悲観することはありません．いまから習得していけばいいのです．

SRPのときに，迫っている診療時間のリミットのなかで「歯石が取れたのか」自信がもてないことがあり，ストレスとして感じます．しかし，そんなときにこそ，その歯周ポケット，歯石に対して執着し，「いまできる最大限のこと」をやりきる心の強さが限界を広げるきっかけになります．

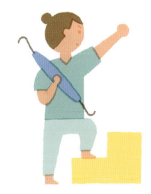

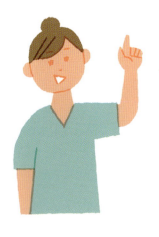

本書では

「いざ歯周治療！」となったときに，施術しにくくて「あれ？」と慌てることがあります．本書では，そのような困った状況をできる限り想定し，臨床のヒントをSTEPとして編成しました．私たちPEC OTOMEの歯科衛生士が臨床において大切にしているインストゥルメンテーションの基礎とともに，SRPにおける難しい状況と，その解決方法を提案しています．

Chapter 1-2

OHI（口腔衛生指導）

足利奈々

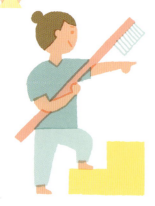

インストゥルメントには，「器具，器材，道具」という意味だけではなく，「手技，手先，手段」という意味もあります．本稿のインストゥルメントは，コミュニケーションの手段としての「口腔衛生指導（Oral Hygiene Instruction：OHI）」についてまとめました．

歯周治療を成功に導き，再発を防ぐためには，プラーク除去のブラッシング指導のみならず，口腔内全体の健康，生活の見直しも必要です．そこで本稿では，TBIを含めたOHIとして，患者さんに寄り添う手技を考えていきます．

- STEP1 所作と身なり
- STEP2 資料採取の必要性
- STEP3 治療時のOHI
- STEP4 メインテナンス時のOHI
- STEP5 言葉の作法・言葉の引き出し

STEP1　所作と身なり

OHIを始める前に，初診時で私たちが心がけることを考えてみましょう．どんな主訴であれ，はじめて来院される患者さんは緊張しています．受付での対応，それまでの電話対応は重要ですが，診療室内でご案内する私たちの，患者さんが安心できる動き，所作も大切です（図1）．

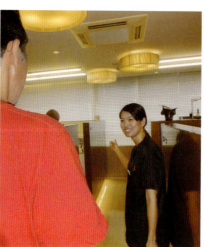

- グローブ，マスクは必ず外す
- 患者さんの2，3歩先を歩く（離れすぎない）
- 笑顔
- 手を添えて，心も添えて

図1　所作・導入時のポイント

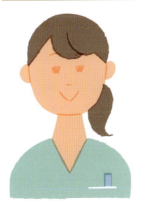
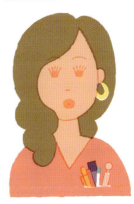

GOOD OTOME
- 清潔感のある髪型, カラー
- 品のあるメイク
- 笑顔
- ユニフォームが清潔

BAD OTOME
- 髪が茶色すぎる, まとまっていない
- 大きすぎるヘアアクセサリーやピアス
- つけまつげ, エクステの度が過ぎる
- 化粧が濃い
- 不必要に詰め込みすぎているペン

図2 身だしなみのポイント

　また，安心できる身だしなみは必要不可欠です．特に，幅広い年齢層の患者さんが来院される一般の歯科医院では，どの年代の方にも好感をもっていただけるような，清潔感のある医療人らしい身だしなみを心がけます（図2）.

STEP2　資料採取の必要性

　歯周治療では，たくさんの資料をもとに歯周病を診断し，治療を進めていくため，初診時，患者さんに資料採取の必要性を伝えることが大切です．それぞれの資料が何のために必要かを理解してもらうためには，説明用媒体があると便利です（表1, 図3）．また，採取した資料は必ずお見せすることもお伝えします．

表1　資料の必要性

資料	なぜ必要か	
口腔内写真	・肉眼的情報の記録	・客観的な口腔内の診査
X線写真	・見えない骨状態の診査	
石膏模型	・咬み合わせの診査	・歯の形態の立体的記録
歯周組織検査	・歯肉や歯根状態の触診	・プロービング値とBOPの有無の診査

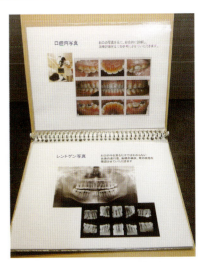

図3　当院で使用している説明用媒体

STEP 3　治療時のOHI

初回のOHI

　歯周治療を開始するにあたり，採取した資料と説明用媒体をもとに，歯周病とは何かをお伝えします（図4）．患者さんは"自分の"状態を知りたいと思っています．一般的な説明用媒体だけではなく，採取した資料をご覧いただきながら説明を行うことで，患者さん自身が問題点に気づくきっかけをつくることができます．基本的には専門用語を使わず，わかりやすい言葉で説明しますが，最近ではコマーシャルや健康番組でも専門用語が多く取り上げられています．そのため患者さんの理解力や知識に応じて，専門用語も交えながらお話しするほうが，より伝わりやすいこともあります．

　では，症例に沿ってOHIのポイントを解説していきます．

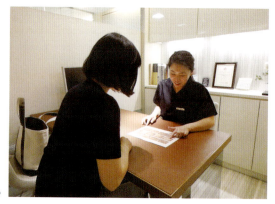

図4　歯周病とは何かを伝える

 ケース（初診時の口腔内写真とX線写真）

患者 45歳，女性
初診 2013年3月
主訴 7⌋のインレー脱離

口腔内所見 明らかな歯肉の炎症，歯周ポケットの存在が認められ，歯石も沈着している．軽度の水平性骨吸収（一部垂直性骨吸収）がある
その他 歯科受診は3年ぶり．口腔内全体の治療も希望

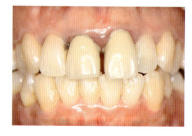
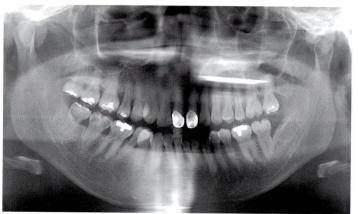

インレー脱離を主訴に来院された患者さんです．皆さんは，この口腔内を検査した後，何を伝えますか？

問題点はたくさんあります．患者さんが気づかれていない歯周病についても「早く伝えたい」「治したい」，そんな気持ちが先走りますが，一度，説明する順番やポイントを整理してみます．

① いきなり問題点から伝えずに，まず比較的健康なところ，よいところを伝える（承認）
② 次に心配な点があることを伝え，それを踏まえて患者さんの症状を聞き出す（気づきの意図）
③ 歯周病であることを伝える（気づきの確証）
④ 歯周治療についての説明（本題）
⑤ 治療への誘い（同意）

もちろん，患者さんの主訴に対する治療内容の説明ははじめに行います．その後，歯周治療に対する患者さんの同意を得るために歯周病について説明していきますが，まずは問題のないところをみつけて伝えることがポイントです．いきなり「〇〇しなくては，悪くなりますよ」とネガティブな説明をして不安をあおるよりも，安心してもらうことが大切だからです．また，「〇〇すると，もっとよくなりますよ」と希望をもてるように伝えるほうが，治療に対する意欲が増すと考えています．いままでのことを肯定しつつ，改善点を伝えるこのフレーズは，いろいろな場面で活用できます．

今回の患者さんも自分が歯周病であることに驚いたご様子でしたが，落ち込むことはなく，歯周病について"知ろう"という気持ちになってもらえたように感じました（表2）．

初回のOHIでは，PTC（プロフェッショナル・トゥース・クリーニング）をメインに行います．プロケア専用の器材でなくても，歯ブラシや補助清掃用具のみを用いたブラッシングで口腔内の快適さが得られることを体感してもらうことがポイントです．「このように磨いてください」と説明するより，患者さんに「いつも行っている歯磨きとは全然違う！」「どのように磨くんだろう？」とブラッシングへの意欲や興味をもってもらえることで，よいブラッシングの習慣化につながりやすいと考えています．

表2 会話の意図と患者さんの反応

	会話の意図	実際に行ったこと	患者さんの反応
①	承認	処置歯はあるものの，比較的補綴物が少ないことを伝えた	ご自身の口腔内を前向きにとらえてくださった
②	気づきの意図	歯肉に炎症，出血があることを伝えた	問題点があることを素直に受けとめられた
③	気づきの確証	ブラッシング時の出血がいままでになかったかを伺った	みずからを振り返り，問題点があったことに気づかれた
④	本題	歯周病について説明	興味をもって聞かれていた
⑤	同意	主訴であるインレー治療の前に歯周基本治療を行うことを提案	前向きに歯周治療に取り組むこととなった

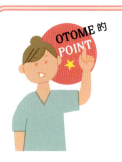

歯科衛生士学校を卒業したてのころの私は，とにかく磨けていないことが齲蝕や歯周病に罹患する原因だと思っていました．プラークを染め出し，「磨いていることと，磨けていることは違います」と，磨けない，磨かないことを指摘するブラッシング指導が正しいと信じていました．しかし，臨床経験を積み重ねたいまは，歯周病を正しく理解していただくために，歯周病は歯周病菌に感染してしまうと罹患すること，「歯周病菌に負けない身体をもつ＝生活習慣の改善が大切」ということをお伝えするように心がけています．また，いっしょに歯周病菌の量を減らすことが歯周治療の最初の目標になることをお伝えしています．

歯周病は，磨けない，磨かない患者さんが悪いのではなく，「歯周病菌が悪い」という伝え方をすることが，患者さんといっしょに歯周治療に挑む最初の一歩になると思っています．

OHIのポイント

歯周治療開始時には，あらかじめ治療計画もお伝えします．医院のシステムにもよりますが，保険診療の流れでも，歯周治療は再評価までに通院が8回以上にわたることがあります．患者さんのライフスタイルに応じた通院回数，間隔への配慮も必要です．

OHIのタイミングは何度もありますが，歯周組織検査後が特に伝わりやすいと思います．検査後であっても，大事なのはポジティブな話から始めることです．つまり問題のない箇所をほめてから，心配な箇所，問題のある箇所を伝えます．人は否

ケース （1回目の歯周組織検査）

平均PPD 3.8mm　4mm以上のPPDの割合51%　BOP率51%

PPD															
5 7 5	6 3 6	4 2 3	5 2 6	5 2 4	4 3 5	5 3 5	5 5 5	4 2 3	3 2 3	3 2 6	5 2 7	6 3 6	6 5 5	5 3 5
4 4 4	5 2 3	4 3 3	3 5 6	4 3 4	4 2 3	5 5 5	4 3 5	6 5 5	4 2 4	6 2 5	5 3 8	6 3 5	5 4 6	4 5 4
7	6	5	4	3	2	1	1	2	3	4	5	6	7	8
8 4 4	4 2 4	3 2 4	3 2 4	3 2 3	3 2 2	2 2 2	3 2 3	3 2 3	3 2 3	3 3 5	7 5 4	5 4 4	6 5 5	5 5 6
8 3 3	3 2 3	4 3 4	4 2 4	3 2 4	3 2 3	3 2 3	3 2 4	3 2 3	3 2 4	3 2 4	3 2 2	3 3 3	4 2 5	3 3 5

赤字：BOP（＋）　■：PPD 4〜5mm　■：PPD 6mm以上

- 下顎の前歯部は比較的炎症が軽いことを伝える
- 全顎的にポケットが深く，BOP率も高いことを伝える
- 「SRPを受けて，歯ブラシのコツをつかんでいただくことで，歯を失わずに守ることができること」を伝える
- まずはBOP率20%以下を目標にしていただく

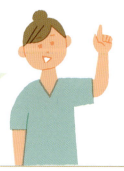

定的な話より，肯定的な話のほうが受け入れやすいため，問題を受けとめる態勢が整うのです．問題点を伝えた後には，その対策を説明し，最後は必ず，また肯定的な話や言葉で終えます．この「ポジティブ→ネガティブ→ポジティブ」の"サンドイッチ法"がお勧めです．

歯周病を改善させるためには，歯磨きが重要なことはいうまでもありませんが，患者さんによっては，「歯磨き＝食べかすを取ること」と思われている方もいらっしゃいます．歯ブラシの角度や方向を伝える前に，歯磨きで除去するものは細菌だということや，その細菌は時間をかけて成熟していくこと，プラーク（バイオフィルム）の存在を理解していただいてから，その人に合った磨き方，時間，道具をいっしょにみつけていくことが，適切な歯磨きを習慣化してもらえる鍵だと思います．

治療中，モチベーションがなかだるみしないように，そのつど課題を与えたり，前回との変化を評価したりすることも効果があります．たとえば，ブロックごとにSRPを行った後，「今日は，右上の細菌を歯石ごとしっかり取り除きました．歯ぐきの"治りどき"です．ここを意識して歯ブラシを当てていただくと，歯ぐきが引き締まって，細菌の住処である歯周ポケットが浅くなりますよ」と短期間の目標を設定したり，前回SRPを行った箇所について「歯石を取った後，○○さんのケアがよかったので，歯ぐきが引き締まって出血がなくなりましたね」といったように伝えることで，数回にわたる歯周動的治療のモチベーションの維持につながります．

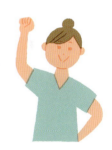

患者さんへの説明は「ポジティブ→ネガティブ→ポジティブ」の"サンドイッチ法"で！

脱ネガティブアプローチャー

Dr.Hiroのちょっと深掘り

メインテナンス患者さんの検査をすると，BOP率が倍ほどになっている．すぐに患者さんに「炎症が強くなっているようですね」と声をかける．重い空気が漂いはじめる．それに気づいて，「しっかりクリーニングしていきますね」とフォローを入れる．でも「心配ですね～」を連発してしまった．患者さんは不安をあおられて困った表情だ．プチ・ネガティブアプローチのひとコマである．BOP率を見てみると前回5%だったのが，9%になっただけ．私は「まったく問題ありません」と，変な空気を払拭する努力をした．

ネガティブアプローチ（Negative approach）は気づきの発生していないような患者さんや，"懲りない"患者さんには有効かもしれないが，安心感を求めて来られるメインテナンス患者さんにはふさわしくないことが多い．しかし問題は，自分がネガティブアプローチをしているということに気づいていないということである．ポジティブアプローチをしたときの，患者さんからのポジティブフィードバックを経験したことがないことも原因の1つかもしれない．そんな人は患者さんが帰られるときの表情を見てみよう．「また来たい」という"Want"の表情であればポジティブアプローチができていた証拠，「また来ないといけない」という"Must"の表情であればネガティブアプローチになっていた証拠である．

STEP 4　メインテナンス時のOHI

　よくなることが目的であった歯周動的治療とは違い，悪くならないことが目的のメインテナンスでは，「変わらない価値の大切さ」を伝えることが重要です．また，「お変わりありませんか？」というオープンクエスチョンだけではなく，「上の前歯はその後，落ち着いていますか？」など，問題があった部位や残った問題点について伺うことで，患者さん自身が問題点を再認識できますし，私たちにわかってもらっているという信頼関係の構築・維持にもつながると思います．そのためには，必ずサブカルテなどを活用して患者さんの口腔内の問題点を把握しておくことがメインテナンス継続のポイントだと考えています．

ケース（メインテナンス時の口腔内写真と歯周組織検査）

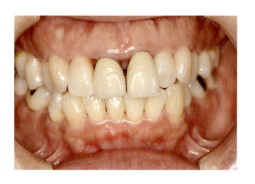

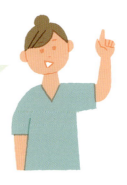

- 上顎の前歯部の炎症は改善し，安定していることを伝える
- 臼歯部に残った歯周ポケットは不安定な部位となるので，ブラッシング時に意識してもらう

	7	6	5	4	3	2	1	1	2	3	4	5	6	7	8
PPD	3 6 3	4 2 2	2 1 3	3 2 3	2 2 2	2 2 2	2 2 2	2 2 2	2 2 2	2 2 2	2 2 2	2 1 3	2 2 3	3 4 3	3 3 3
	3 3 3	3 3 3	3 2 3	3 2 3	2 2 2	2 2 2	3 3 3	3 3 3	2 2 3	2 3 2	3 2 2	2 2 5	4 2 3	3 2 3	4 3 3
PPD	8 4 3	2 2 3	2 2 3	3 2 2	2 2 2	2 1 2	2 1 2	2 2 2	3 2 3	3 2 2	2 2 3	3 2 3	3 3 3	3 3 3	4 4 5
	7 2 3	3 2 3	3 1 2	3 1 3	3 1 3	2 1 3	2 1 2	2 1 2	2 2 2	2 1 2	2 2 4	3 2 2	3 2 3	3 2 3	4 3 4

赤字：BOP(+)　■：PPD 4〜5mm　■：PPD 6mm以上

STEP 5　言葉の作法・言葉の引き出し

どのような場面であっても，重要なのは患者さんとの信頼関係です．この人に相談してみよう，この人の話なら聞いてみようと思ってもらえるような歯科衛生士になることが大切です．それには相性もあるかもしれませんが，好印象を与える身なりや所作，言葉の選び方によって，多くの患者さんに受け入れてもらえる歯科衛生士になれると考えています（**表3, 4**）．患者さんのキャラクターに応じた柔軟な姿勢で，患者さんに向き合い，寄り添い，サポートしていきたいものです．

表3　言葉の引き出し
悪い箇所は，言葉を言い換えて伝える

	歯周動的治療時	メインテナンス時
深い歯周ポケット	・歯周病菌の住処	・問題が残った場所
BOP	・歯周病菌が多い箇所 ・炎症のサイン	・弱い箇所 ・不安定な箇所
動揺	・歯を支える組織が弱っている箇所	・力に負けやすい箇所

表4　言葉の作法

声の大きさ	大きすぎると威圧感を与える
	小さすぎると自信がないように伝わる
	ほどよい大きさで
声のトーン	医療では，高めよりやや落ち着いたトーンのほうが聞きやすい
	語尾まではっきりと
	できるだけ癒しの声で
スピード	聞き取りやすいスピード，相手に合わせる
丁寧語を使用する	方言の使用は，相手との関係による

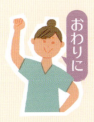

おわりに

　以上，私なりのOHI，コミュニケーションについてまとめてみましたが，OHIは本当に難しいと感じています．魔法の言葉や決め台詞があればよいのですが，患者さんは十人十色で，同じように説明しても伝わる方もいらっしゃれば，伝わらない方もいます．伝えたいことが伝わらず，プラークコントロールは改善せず，BOP率も下がらず，ただ来院すれば大丈夫だと思われている依存の強い患者さんもいらっしゃいます．その一方で，何かが響き，何かをきっかけとし，劇的に口腔内が改善されることもあります．患者さんが何かに「気づく」，そのタイミングはいつ訪れるかはわかりません．

　歯周治療において，来院の中断が一番のリスクファクターなので，まずは続けて来院してもらえる人間関係，信頼関係を構築していくことが大切だと考えています．焦らずに，患者さんと「仲よくなる」知識と技術，心を養っていけたらと思います．

Chapter 2
Examinations

① 検査でわかること

② エキスプローリング

Chapter 2-1

検査でわかること

熊本宏美

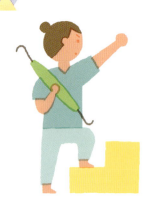

歯周治療を成功させるためには，まず患者さんの「現在の状態」を知るところから始まります．それは問診から始まり，X線写真検査やプロービング，視診（口腔内写真）などがあります．情報は多ければ，それだけ患者さんを知ることができます．ここでは症例をとおして，各種検査で「何がわかるのか」をポイントに絞って確認していきます．そして「再評価（再検査）」において，初診時の検査とどのように比較し，歯周基本治療を終えてメインテナンスに移行すべきなのかをまとめていきます．そこには，精度の高い検査を目指したくなる「臨床のヒント」があります．

病態を把握する

各種の検査から，歯周病のどのような病状を読み取ることができるでしょうか．

ケース（初診時） の患者さんの歯周組織検査の結果から，4mm以上の歯周ポケットの割合が76%程度と高く，深いポケットが多く存在する口腔内であることがわかります．また，BOP（プロービング時の出血）率が47%程度で，半分近くの部位で炎症の存在が認められます．歯垢染色液を用いて測定したPCRの結果は81%でした．パノラマX線写真では，歯槽骨が歯根の長さの半分以上水平的に喪失している部位が多く，骨の喪失程度から重度の歯周炎と確認できます．これらの結果から「広汎型重度慢性歯周炎」という診断がくだされました（表1）．

歯周基本治療を行う術者として，もうすこしくわしく口腔内の状況を確認していきます．まずは視診（口腔内写真）です．付着歯肉は豊富にあり，ブラッシングを行いやすいと考えられますが，歯肉退縮がみられるので，歯頸部や隣接面のブラッシング指導のポイントとして注意したいところです．特に下顎前歯部は叢生で，歯列から飛び出している <u>1</u> の歯肉が大幅に退縮し，唇側の歯肉は薄いようにみえます．また，歯間乳頭の消失については，X線写真の水平性骨欠損という所見どおり，歯周炎の進行によるものと理解できます．

そのほかパノラマX線写真から， は根分岐部病変が存在してい

表1 歯周炎に罹患しているかどうかの判断基準
①②は視診で，③④はプロービングで，⑤はX線写真で判断できる

① 歯肉の発赤，腫脹がみられる
② 歯石やバイオフィルムの沈着がみられる
③ PPDが3mmを超えている
④ プロービングで出血や排膿が認められる
⑤ X線写真で骨吸収が認められる など

ケース（初診時）

82歳
女性
非喫煙者
既往歴なし

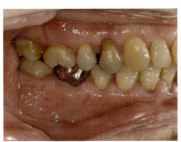
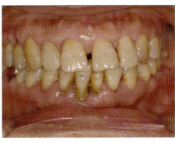
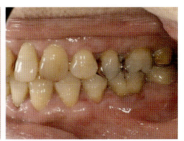

	7	6	5	4	3	2	1	1	2	3	4	5	6	7
プラーク	×	×	×	×	×	×	×	×	×	×	×	×	×	
動揺度	2	0	1	1	0	1	1	1	1	0	2	1	1	
ポケット	555	544	433	324	524	435	554	435	534	433	433	333	636	
ポケット	647	746	545	546	555	545	554	434	455	345	665	444	546	
部位	7	6	5	4	3	2	1	1	2	3	4	5	6	7
ポケット	544	445	535	445	445	344	444	434	433	333	335	334	454	445
ポケット	556	555	434	435	445	444	444	334	444	434	434	323	484	456
動揺度	2	2	1	0	1	1	2	2	1	0	0	1	1	1
プラーク	×	×	×	×	×	×	×	×	×	×	×	×	×	×

赤字：BOP（+）　　：PPD 4〜5mm　　：PPD 6mm以上

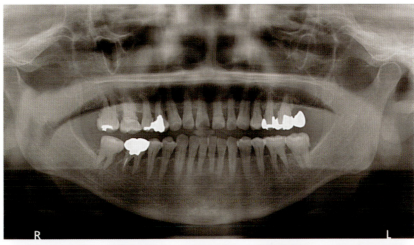
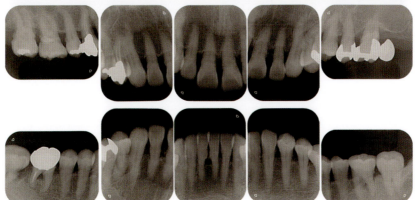

ることも読み取れます．そのような歯周炎が進行した部位や歯軸の近遠心的傾斜，歯根形態の特徴など，施術をするうえでの注意点を確認できます．

さらにデンタルX線写真10枚法で確認すると，歯石の付着状況もさることながら，骨欠損が単純な水平性のものだけではなく垂直性骨欠損や根分岐部病変の存在から歯周炎のリスクであるブラキシズムを疑うことができます．

CT画像があれば，歯を維持している歯槽骨の厚みや欠損の状態をよりくわしく知ることができます（**Chapter4-③**）．

このように各種検査にはさまざまな情報が詰まっています．それらをたくさん読み取れるスキルがあれば，器具の選択や施術方法のヒントとなります．

けじめをつけたい歯周治療

歯周治療には「歯周動的治療（歯周基本治療，歯周外科治療，歯周補綴など）」と「メインテナンス」の2つのステージがあります．なるべく早期に歯石とバイオフィルムを除去し，炎症を改善させ，病気の状態から回復させることが目的となるのが非外科的な歯周動的治療（歯周基本治療）です（図1）．そして，炎症が消失したと確認できた後に，現状維持を目的とするステージがメインテナンスです．メインテナンス時のプロフェッショナルケアとしては，新たに付着したバイオフィルムを除去していきます．再評価を行い，歯石の再沈着や炎症の再発が認められた場合には，再治療としてOHIやSRPを行います．したがって，メインテナンスと再SRPはステージが異なるととらえ，明確に分けるべきだと考えます．

そのためには，前述の検査が不可欠です．検査結果があるからこそ，治療による変化を観察することができるのです．初診時の検査の結果はスタートの地点，再評価（**ケース（再評価）**）やメインテナンス時の検査結果は過去のデータとの比較を行い，改善しているのか悪化しているのかを見きわめます．

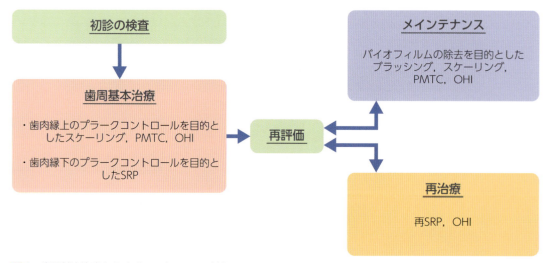

図1 歯周基本治療からメインテナンスへの流れ
歯周基本治療で結果が出なければ再治療を行い，メインテナンス中に悪化が認められた場合にも再治療を行う．メインテナンスと再治療は双方向で行き来するイメージをもつとよりメリハリがつく（図には歯周外科治療等は記載していない）

3つの歯周基本治療のゴール

歯周基本治療後の再評価において、「まだ治療が終えられない状態」なのか「メインテナンスに移行できる状態」なのかを判断するための知識・技術も必要です。私たちがメインテナンス移行の基準として、視診における発赤・腫脹の有無と、BOPの有無で炎症が消失したかを確認します。目標に設定すべきBOPの割合は、口腔内全体の10〜20%です（表2）。

健康な状態の歯と歯肉の溝を「歯肉溝（サルカス）」といい、炎症状態にある場合を「歯周ポケット」といいます。"ポケットからサルカスにすること"を目的とする歯周基本治療においては、「視診において発赤・腫脹がなく、BOPがなければ」炎症は消失したと考えることができ、PPD（プロービング値）に過度にとらわれる必要がありません。

表2 BOP率の目標値に関するエビデンス

	BOPの基準値	
Lang, et al（1986）	16%	重度歯周炎患者を4年間メインテナンスした結果、BOPが16%以上になると、アタッチメントロスを起こす確率が高かった
Joss, et al（1994）	20%	55カ月間、2〜8カ月間隔でメインテナンスを行った。全患者の4.2%に2mm以上のアタッチメントロスを認め、そのうち2/3がBOPが30%以上であった。BOPが20%以下の患者はわずか1/5であった

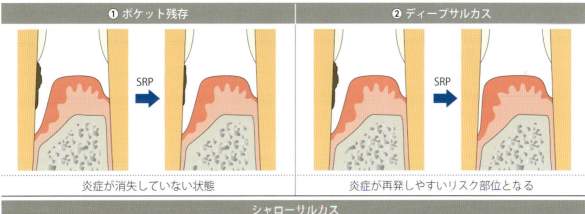

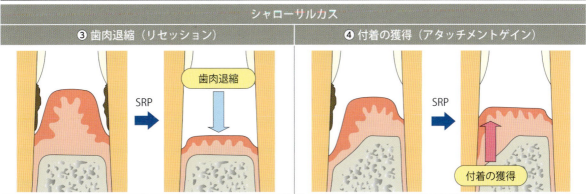

図2 歯周ポケットからサルカスへの3つの治癒形態
治癒形態の違いは骨や歯肉の環境に依存することが多い

つまりPPDが深くても出血がなければ、"サルカス"であると判断することができます（ディープサルカス，図2-②）．メインテナンスを行っていくうえでは，ディープサルカスは炎症の再発を起こしやすい危険部位として，定期的にバイオフィルムを除去し，細菌をコントロールしていくことが重要となります．

一方，炎症が消失し，PPDが浅くなることもあります（シャローサルカス）．PPDが浅くなるには，歯肉退縮（リセッション，図2-③），もしくは新たな付着の獲得（アタッチメントゲイン，図2-④），どちらかが起こる必要があります．すなわち3つのゴールが想定できます．もちろん歯槽骨や歯肉の状態によってどのゴールにたどり着くかは変わります．歯肉退縮によって審美的問題や象牙質知覚過敏症，根面齲蝕の危険性が増すので，歯肉をできる限り退縮させないほうがよい場合もあります．いずれにせよ，目の前にある歯肉がどのゴールに向かっていくのかを把握し，炎症の有無を正確にとらえることが必要になります．

ケース（再評価時）

- BOP：3.7%，PCR：12.0%
- 6mm以上のディープサルカスは全体の20%ほど残ったが，出血がなくなり良好な経過と判断した．予想より歯肉退縮が起こっていない．炎症の再発を予防するためのSPTへ移行した

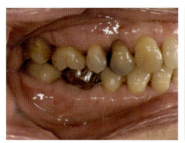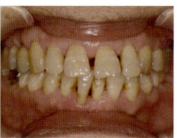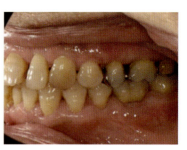

赤字：BOP（+），　　：PPD 4〜5mm，　　：PPD 6mm以上

参考文献

1) 山本浩正：歯科衛生士のためのDr.Hiroの知って納得！　ペリオドントロジー．クインテッセンス出版，東京，2010．
2) 山本浩正監：ペリオのインテリジェンスを高める　レビュー・ザ・ペリオ．クインテッセンス出版，東京，2005．
3) Lang NP, Joss A, Orsanic T, et al.：Bleeding on probing. A predictor for the progression of periodontal disease？. *J Clin Periodontol*, **13**（6）：590-596, 1986.
4) Joss A, Adler R, Lang NP：Bleeding on probing. A parameter for monitoring periodontal conditions in clinical practice. *J Clin Periodontol*, **21**（6）：402-408, 1994.

Chapter 2-2

エキスプローリング

濱上彰子

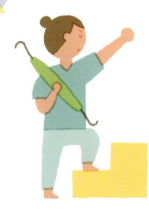

「SRP後に歯肉が思ったように治癒しなかった」「メインテナンス中に歯周ポケットが再発してしまった」．このような経験から，SRPに自信がもてず，苦手だと感じられている方は多いのではないのでしょうか？ それらの原因となる歯石の取り残しは，歯石の沈着部位や量，その形状などをしっかり把握できていないことからも生じます．SRPを成功に導くためにすべきことはたくさんありますが，なかでも重要な鍵となるエキスプローリングについて4つのステップに分けてお伝えします．

- **STEP 1** エキスプローラーの種類を知る
- **STEP 2** エキスプローラー使用のポイント　①把持方法
　　　　　　　　　　　　　　　　　　　　②レスト・操作方法
- **STEP 3** Let'sトレーニング♪
- **STEP 4** エキスプローラーのメインテナンス

STEP 1　エキスプローラーの種類を知る

エキスプローリングを行う際，1種類のエキスプローラーだけでなくWHOプローブを含めた数種類のインストゥルメントを用いると探知の幅が広がります（図1，2）．インストゥルメントは，SRPを行う部位や根面状態によって選択します．歯石探知用のエキスプローラーは，一般診査用とは異なり先が細くつくられており，よくしなることで根面の小さな凹凸も探知できるようになっています．SRP後の残石の確認は，プローブではなく必ず微細な凹凸を感知できる先が細いエキスプローラーを使用します．歯石探知用のインストゥルメントといっても，各メーカーからさまざまな種類が販売されています．ハンドルもステンレスやレジンなどの種類があり，自分で選択できるものもあるので，持ちやすさや操作性を考慮し使いやすいものを，使用する部位に応じて用意します．

アメリカンイーグル（ジーシー）

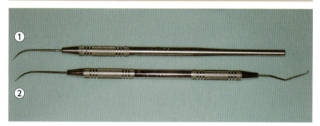

① エキスプローラー 3：おもに前歯部に使用
② エキスプローラー 17-3：狭い歯肉縁下でも操作できる．全顎に使用

LM インスツルメンツ（白水貿易）

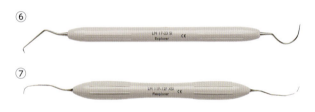

⑥ LM エキスプローラー 17（左側）：歯肉縁下歯石および硬組織探知に用いる．おもに前歯（単根歯）および最後臼歯遠心面に有効
　LM エキスプローラー 23（右側）：齲蝕探知用
⑦ フレックスプローラー：歯肉縁下歯石探知用．全顎的な歯石探知用（おもに臼歯）

17-23 はハンドルが 2 形態（ノーマルハンドル（Si），ラージハンドル（XSi））あり，フレックスプローラーは太いハンドル（XSi）のみ

歯石探知用エキスプローラー（YDM）

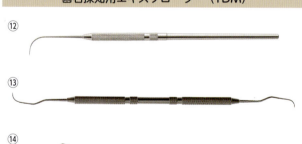

⑫ エキスプローラー片頭 #3A：おもに前歯に使用
⑬ エキスプローラー両頭 #11-12：キュレット 11/12 とシャンクのデザインが同じ．全顎に使用
⑭ WHO プローブ：先端に小さな球体がついているプローブ．全顎に使用

エースクラップ歯科用インスツルメント（松風バイオフィックス）

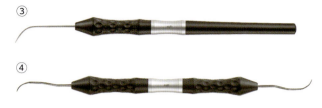

③ DA823R エキスプローラー：全顎に使用
④ DA871R エキスプローラー：キュレット 11/12 とシャンクのデザインが同じ．全顎に使用（おもに臼歯）
⑤ DB867R WHO タイプのプローブ：先端に小さな球体がついているプローブだが，根面の微細な凹凸を感知しやすい．全顎に使用

エキスプローラー（ヒューフレディ）

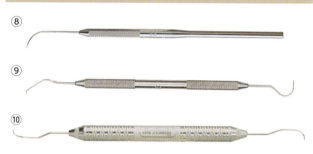

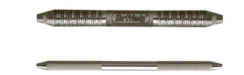

⑧ EXS3A エキスプローラー：全顎に使用
⑨ EXD5 エキスプローラー（左側）：狭く深い歯肉縁下の探知に適している
　　　　　　　　　　（右側）：齲蝕診査用
⑩ EXD11/12ODU エキスプローラー：グレーシーキュレット 11/12 とシャンクのデザインが同じ．全顎に使用
⑪ 各種ハンドル：ヒューフレディのエキスプローラーはハンドルもスケーラー同様，（写真上から）サテンスチールカラー，サテンスチール，細丸から選択できる

図 1　現在国内で販売されているおもな歯石探知用インストゥルメント

エキスプローリング Chapter 2-2

マイ★エキスプローラーたち

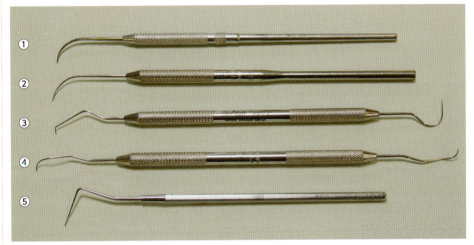

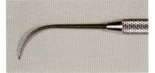

① エキスプローラー「片頭＃25／YDM」
一般診査用のエキスプローラー．基本セットに常備する医院も多い

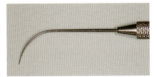

② エキスプローラー「EXS3A／ヒューフレディ」
①と形状は似ているが，EXS3Aのほうが細くつくられている．ほとんどの歯面，歯肉縁下に使用可能で，特に隅角部，臼歯部の頰・舌側や根分岐部の探知に優れている

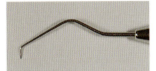

③ エキスプローラー「EXD5／ヒューフレディ」
上の写真左側＃17：前歯部や狭く深い歯肉縁下の探知に適している
上の写真右側＃23：齲蝕診査用エキスプローラー

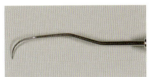

④ エキスプローラー「EXD11/12 ODU／ヒューフレディ」
グレーシーキュレット11/12とシャンクのデザインが同じ．ほとんどの部位に使用可能で，特に隅角部や臼歯部隣接面の探知に優れている．狭く深いポケットの探知は困難

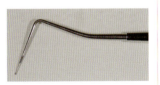

⑤ プローブ「WHO／YDM」
根面の微小な凹凸や歯石も探知できるので，初心者でも使いやすい．全顎に使用可能でどんなポケットにも対応できる

図2　私が臨床で実際に使用しているエキスプローラー
エキスプローラーはすべて全顎に使用できるが，特に使いやすいと思う箇所を記載

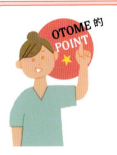

OTOME的 POINT

1. たとえ4mm以下の浅いポケットでも，歯石を探知しづらい場合はWHOプローブやエキスプローラーを使用する
2. 4mm以上の深いポケットにWHOプローブをベースに用いる場合は，前歯の探知ならエキスプローラー EXS3AやEXD5，臼歯の探知ならEXS3AやEXD11/12 ODUを併用するととても便利
3. 術中にプローブでポケットの深さを確認しながら探知を行うこともある
4. たとえば 7 をエキスプローリングする際，まずWHOプローブを使用して遠心から全周を探知し，根面と歯石の状況を把握する．SRP中はWHOプローブをメインに使用し，さらに詳細な探知が必要な部位にはEXS3AやEXD11/12 ODUを使用する

STEP 2 エキスプローラー使用のポイント

①把持方法

エキスプローラーの持ち方は，プローブと同じ執筆状変法です（図3-①）．手指に力を入れて把持したり（図3-②），側方圧を強くかけすぎたりすると根面の微細な感覚は伝わりにくくなるので，指の腹の中央で，後ろから引っ張られたときに抜けてしまうくらいの軽いグリップで把持します（図3-③）．根面の彎曲や凹凸などに先端を沿わせられるように指でエキスプローラーを回転できるようにします．

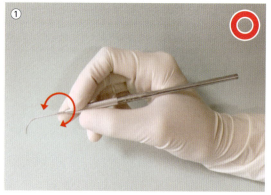

執筆状変法で把持．指先で回転できることが大切

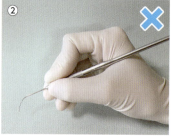

指に力が入らないように注意が必要

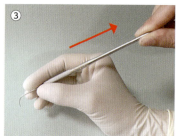

後方から引っ張ったときに抜けてしまうくらいのグリップが理想

図3　エキスプローラーの把持

②レスト・操作方法

まずプロービングチャートやX線写真を用意し，いまからエキスプローリングを行う部位のポケットの深さや根の解剖学的形態をイメージしておきます．レストは口唇など不安定な場所にとらず，必ずすこし離れた歯やオトガイなどの口腔外にとり，把持している手指に余計な力がかからないようにします（図4）．

そして挿入する際は，エキスプローラーは先端が細く鋭利なため，歯肉溝を傷つけないように根尖に向けて慎重に挿入します（図5）．先端が根面に正しく沿っていないと，正しい探知ができません．屈曲のエ

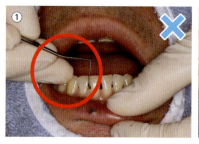

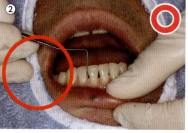

図4　レストのポイント
①レストをとる位置が近いと力が入りやすい．②レストはすこし離れた位置にとり，把持している手指に余計な力が入らないようにする

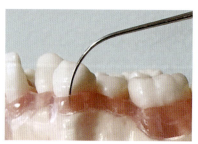

図5　ポケット内への挿入方法
根尖に向けて慎重に挿入する

エキスプローラーの場合は，ターミナルシャンクを根面と平行に近い状態にし，エキスプローラーの先端が根面から離れないようにします．歯肉溝上皮を傷つけると患者さんに疼痛を与えてしまうだけでなく，余計な出血が起こり，探知しにくい状態をつくってしまいます．

根面に先端を沿わせた状態で，指でエキスプローラーをごくわずかに回転させながら根面を探索します（図6）．

どの部位に対しても一定方向だけでなく，垂直・水平・斜めの方向にPULL（引く）・PUSH（押す）のストロークで探知していきます．先端が根面から離れないように注意して，側方圧をかけずに沿わせます．

先端をゆっくりすこしずつ回転させるように動かし，歯石を見逃さないように探知していきます（図7）．

臼歯の隅角や頬舌側の縁下は，水平のストロークで行うととても探知しやすいですが，エキスプローラーの先端が下を向くので，歯肉溝上皮やポケット底を突き破って傷つけないよう注意が必要です．狭い隣接面

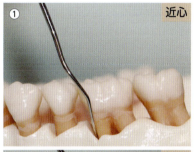
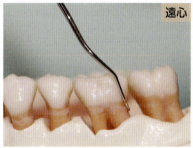
臼歯の隣接面は EXD11/12 ODU が使用しやすい．ターミナルシャンクが根面と平行になるように使用

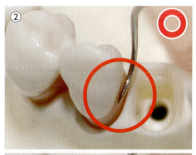
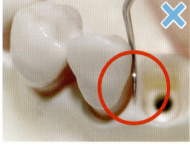
EXD11/12 ODU を使用した場合の根面に正しく当たっている図（上）と離れてしまっている図（下）

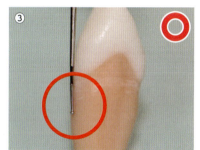
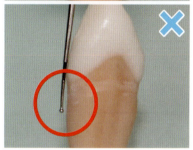
WHO プローブを使用した場合の根面に正しく当たっている図（上）と離れてしまっている図（下）

図6　根面への沿わせ方

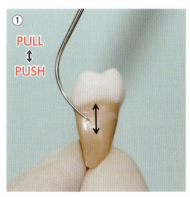
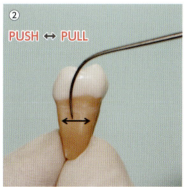
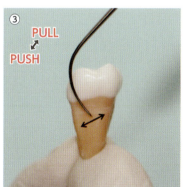

図7　動かし方
垂直（①）・水平（②）・斜め（③）のストローク．どのストロークでも，PUSH と PULL を行い根面を探知していく

ではEXD11/12やWHOプローブが操作しやすく（図6-①），垂直に深いポケットには垂直のストロークでの操作が行いやすい3AやWHOプローブを選択します（図6-③）．歯周ポケット内ではエキスプローラーの先端が根面から離れやすいので（図6-②③，8），根の形態を意識し，ポケット内上皮を傷つけないような慎重な操作が求められます．

SRP中の確認はエキスプローラーを持ち替えながら，遠心・頬側・口蓋側・近心と部位を分けて何度もいろいろな方向に探知していきます．根面にざらつきを感じなくなれば，SRPは終了です．

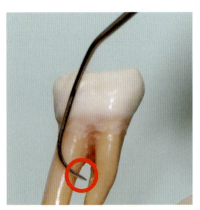

図8 深くて狭いポケットの探知
注意していないと先端が根面から突き出てしまう

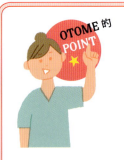

OTOME的 POINT

1. 術前には，根面の状態や形態がどのようになっていて，歯石がどこに，どれくらいついているのかを確認
2. 術中には，見逃している歯石がないかを確認
3. 術後には，根面が滑沢になっているかを確認
4. 根面の凹凸や粒状の小さな歯石，板状の薄い歯石は探知しにくいので注意が必要！

Dr.Hiroのちょっと深掘り

どうして歯石の探知が難しいのか？

深いポケットでは歯石の取り残しが増える．（みんな知ってるよね？）でも，どうしてポケットが深いと取り残しが増えるんだろう？これは考える価値のあるテーマである．見えないから．（フムフム）キュレットの先端を適切に動かすのが難しいから．（なるほど）あるいは適切に動かせているかどうかわからないから．（そりゃそうだ）もちろんこれらの原因も関係しているだろうが，私が注目したいのは「ポケットが深くなると感度が落ちる」という事実である．

ポケットの深い部位になればなるほど，われわれの手指感覚で歯石をとらえにくくなる．これには2つのことが関係しているのではないかと考えている．つまり（いまからは私見です）1つは深い部位になると手指から離れるから．遠いところほど根面のざらつきは察知しにくい．もう1つは（こちらが大事）深い部位ほど歯肉の側方圧が強くなるから．根面を探ろうとしても，歯肉が横から押すためにエキスプローラーやキュレットからの感覚が鈍麻してしまうのである．これは線維性の歯肉より，浮腫性の歯肉のほうが探知しやすいことから理解できる．だとすると歯石をすこしずつ除去して，歯肉を引き締まらせてからまた残りの歯石を取ろうとするとうまくいかないかもしれない．だって，引き締まったぶん，歯肉の側方圧が強くなるから．やはり歯石は最初にしっかり取ったほうがよさそうだ．

STEP 3　Let's トレーニング♪

　一般的に顎模型を使用し、人工歯石などを根面に付着させ、エキスプローラーの挿入や動かし方を練習する方法が多いと思います。本稿では抜去歯を用いた方法を紹介します（図9）。同じ部位でも人によって歯根の形態や歯石の付着状況が異なるので、抜去歯はそのような歯根面の状態を実際に観察できる"生きた教材"ともいえます。もし、自分が担当した患者さんが抜歯を余儀なくされたのであれば、実際に根面を見て形態を観察したり、SRPをしていた歯であれば見逃していた歯石のエキスプローリングの練習に活用します。また、抜去歯をSRPしてからエキスプローラーで根面に触れると、歯石の除去前後の違いや根面の滑沢さを体験できます（図10）。

　抜去歯は時間が経つと歯石や根面の質が変わってしまうため、抜去した直後に確認すると口腔内に近い状態が感じ取れます。どうしても時間がない場合は、乾燥しないように濡れたガーゼに包んだり、瓶に入れたりして一時的に保管します（図11）。

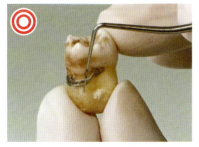
図9　抜去歯を使用したエキスプローリング
実際に歯石を触った感じを理解しやすい

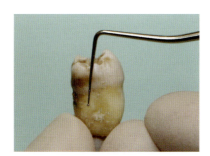
図10　除石した後の根面の探知

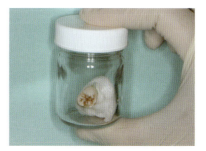
図11　乾燥しないように抜去歯を濡れたガーゼや瓶などに保管しておく

STEP 4　エキスプローラーのメインテナンス

洗浄・滅菌

　エキスプローラーは先端が細くデリケートな器具ですが、適切な方法で管理をすれば長く使用することができます。使用後は、血液や付着物をブラシやスポンジで洗浄し、変形を防ぐため専用のケースを作成し、超音波洗浄・滅菌を行います（図12）。血液や組織が付着したままだと錆の原因となるため、汚れはしっかり落とします。

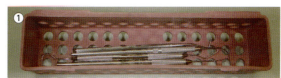
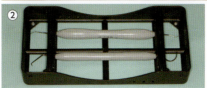
図12　エキスプローラーの洗浄・滅菌
① 使用後は変形しないように専用のケースを使用し、消毒・滅菌を行う
② LMエキスプローラーは使用から管理までトータルに考えられており、洗浄・滅菌時に変形させないための専用ケースがある

シャープニング

先端が消耗して丸くなったり，折れたりしたエキスプローラーは交換します．しかし，ヒューフレディのエキスプローラーにおいては，シャープニングして長く使用される歯科衛生士もいます．エキスプローラーを熟知していないと難しいですが，長く大事に使われたい方にはこのような方法もあります．

シャープニングでは，溝のついている「アーカンサスストーンベイツ」とオイルを使用します．一番細い溝にエキスプローラーの先端を沿わせて，後方へ数回スライドさせ終了です．スケーラーのように何度という明確な数字はないので，角度に注意が必要です（※WHOプローブやほかのメーカーのエキスプローラーはシャープニング不可）．

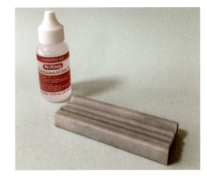

図13　シャープニングに必要なアーカンサスストーンベイツとオイル

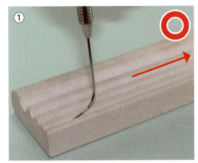 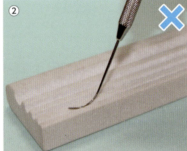 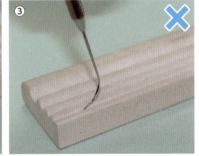

①正しい角度．ストーンと先端が沿うようにする　　②先端がストーンから離れている　　③倒しすぎて，先端しか当たっていない

図14　シャープニング時の角度

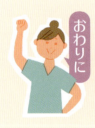

おわりに

プロービングチャートやX線写真を正しく読み，また根面の特徴をしっかり理解し，歯根の形態，歯石の量や形状がエキスプローリングでイメージできるようになるには地道にトレーニングを行うことがとても大切です．トレーニングを行うことにより必ずエキスプローリングのスキルはアップし，感度も上がります．作業としては地味ですが，大事なスキルの1つです．

Chapter 3
Hand Instrumentation : Basic

① シャープニング

② SRPの基本操作

Chapter 3-1

シャープニング

谷村妙子

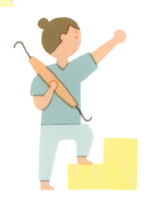

　本稿では"スケーラーのケア"つまりシャープニングについてお話ししていきます．スケーリングなどで切れ味が鈍ってしまったスケーラーのカッティングエッジを適切な角度でシャープにすることと，長く使用できるように形態を維持していくことが重要です．この2点に着目し，スケーラーのシャープニング方法をSTEPに分けてご紹介します．
　シャープニングのスキルを上げることは探知能力を上げ，取り残しを減らすことができます．SRPの効率をアップさせ，術者や患者さんの負担を軽減させることができます．そのためには必要な知識を習得し，訓練し自分の感覚や感性を磨く必要があります．

STEP 1 基本操作を知る
STEP 2 形態を把握する
STEP 3 カッティングエッジのテスティング
STEP 4 シャープニングをする
　　① カッティングエッジのシャープニング
　　② ヒールの研磨
　　③ トゥの研磨
　　④ フェイスの研磨
　　⑤ 形態修正
STEP 5 シャープニングの道具の管理と取り扱い

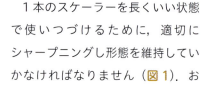 **STEP 1　基本操作を知る**

　1本のスケーラーを長くいい状態で使いつづけるために，適切にシャープニングし形態を維持していかなければなりません（図1）．おろしたての新しいスケーラーは太く長いため，多量に沈着した硬い歯石除去に有効です．幅の小さくなった細いスケーラーは叢生部や薄い歯肉への挿入を可能にし，歯肉を傷つけることなくSRPをすることができます．さらに細くなってしまったスケーラーは，刃が折れてしまう可能性があることからSRPへの使用に適していませんが，縁下のバイオフィルム除去に便利です．

シャープニング Chapter 3-1

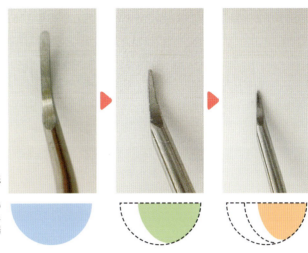

図1 シャープにしながらブレードの形態を相似形に維持する
フェイスを上から見ると相似形に近いが，破折のリスクが上がらないよう厚みを確保する（グレーシーキュレットの場合）

スケーラーの持ち方

スケーラーはしっかり握り込みます．軽く把持するとシャープニングの際，ストーンの側方圧でスケーラーがぶれてしまい，ブレードが多面になってしまいます（図2）．

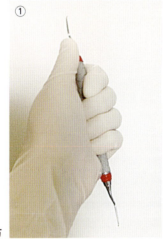
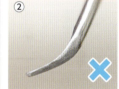

図2 キュレットの持ち方
しっかりと握る　　　　　多面になったブレード面

ストーンの持ち方

ストーンは指がストーンからはみ出ないように利き手でしっかり把持します．指がはみ出していると，スケーラーでけがをしてしまい危険です．握力が弱い人は，ストーンがぶれないようにストーンの上部を親指，底部を中指，薬指，小指で持ち，人差し指で側方を固定すると安定します（図3）．

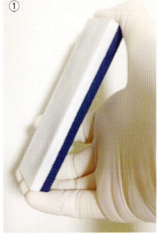
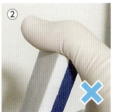

図3 ストーンの持ち方
利き手で把持する　　　　指ははみ出さない

35

STEP 2 形態を把握する

シャープニングをするためには，スケーラーの形態を理解しておかなければなりません．カッティングエッジは，SRP 後に切れ味を確認したうえでほぼ毎回シャープニングが必要となります（図4の赤字）．ヒール，フェイス，トゥは形態維持のために必要に応じて整えます（図4の青字）．

オフセット*が異なると，ターミナルシャンクに対するストーンの角度が変わります（図5）．グレーシーキュレットはターミナルシャンクを床面と垂直にすると，フェイスが20°傾きます．シックルスケーラーとユニバーサルキュレットは，ターミナルシャンクに対してフェイスが90°についていて，カッティングエッジは両刃です．

*オフセット：ターミナルシャンクを垂直にしたときのブレードの傾き，角度

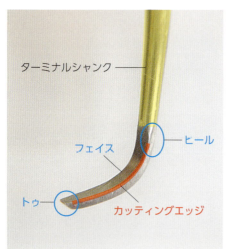

図4 グレーシーキュレットの構造とシャープニング部位
赤字の部分はほぼ毎回シャープニングし，青字の部分は形態維持のため適宜整える

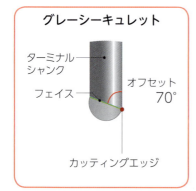 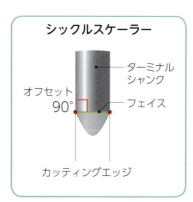

図5 スケーラーの形態
キュレットの刃先を自分に向けたときに見た正面図

STEP 3　カッティングエッジのテスティング

① テストスティックによるテスティング

　不適切なシャープニングはスケーラーを無駄に消耗させてしまうので，テスティングによってどの程度のシャープニングが必要なのかをみて研磨は必要最小限にとどめます．

　テストスティックでテスティングを行う際，横からカッティングエッジをテストスティックに当て，噛み込み具合で研ぎ加減を確認します（図6）．ピンピンと引っかかると砥げていますが，滑る感じがあれば砥げていません．噛み込ませた状態で上下に動かしたりこすったりすると，カッティングエッジの切れ味は落ち，テストスティックにも深い傷をつけてしまうので厳禁です．

　シックルスケーラーやユニバーサルキュレットは両刃なので，反対側のカッティングエッジのテスティングも行います．

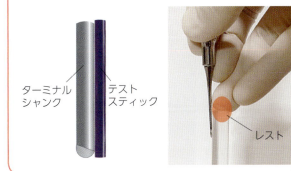

グレーシーキュレット
・ターミナルシャンクをテストスティックと平行にして，切れ味をみる

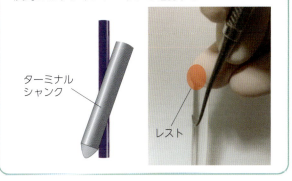

シックルスケーラー
・ターミナルシャンクをスティックに対し約20°傾け，切れ味をみる
・反対のカッティングエッジも確認する

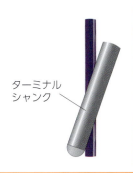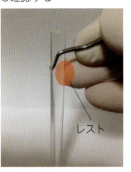

ユニバーサルキュレット
・ターミナルシャンクをスティックに対し約20°傾け，切れ味をみる
・反対のカッティングエッジも確認する

図6　テストスティックによるテスティング

② ホワイトラインの確認

ブレードの切れ味をみるために，カッティングエッジにいろいろな角度から光を当てて，反射（ホワイトライン）の有無を見ます（図7）．ホワイトラインがあると，シャープニングの必要があります．反射面が消えホワイトラインがなくなれば，エッジができていると判断ができ，シャープニング完了となります．

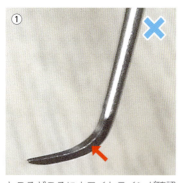
① ところどころにホワイトラインが確認できる．シャープニングが必要

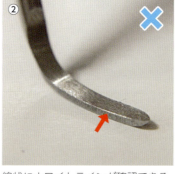
② 線状にホワイトラインが確認できる．シャープニングが必要

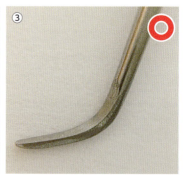
③ ホワイトラインが消えエッジができていると判断でき，シャープニング完了

図7　ホワイトラインの有無による確認方法
カッティングエッジにいろいろな角度から光を当てて，光の反射を見る

シャープナーの嫌いな私

Dr.Hiroのちょっと深掘り

人の好き嫌いはどうしようもない．これは物事の真偽や正誤とは違う世界のことだから．私は"子ども"なので，嫌いなものと折り合いをつけてつきあっていくというようなことはできない．そのためスケーラーのシャープナーともおつきあいができない．だって嫌いだから．（メーカーの皆さん，悪気はありません！）

シャープナーを使えば時間短縮だけでなく確実なエッジの形成，個人差の排除が可能である．診療や雑務に追われている歯科衛生士にはありがたい器械になるかもしれない．でも，プロが毎日使う道具を器械にゆだねるというメンタリティーに引っかかる．寿司を食べに行って，器械で包丁を研いでいたり，ロボットがシャリを握っていたらどうだろう？それが回転しない寿司屋だったらどうだろう？

ストーンを使ってシャープニングするとき"気合"が入りませんか？　きれいに研磨できたときには，使うことを考えただけで"ワクワク"しませんか？　そういう気持ちがわかる"あなた"はもうすでに職人です．キュレットをじっくり見る時間にもなるし（エッジや形態をチェックするビッグチャンス！），何よりも自分の道具が愛おしく感じるはず．嘘だと思ったら自分の給料でキュレットを1本買ってみてください．ほらね，私の言いたいことがわかるでしょ？

シャープニング Chapter 3-1

STEP 4　シャープニングをする

① カッティングエッジのシャープニング

グレーシーキュレット

① ターミナルシャンクを床面に垂直にする

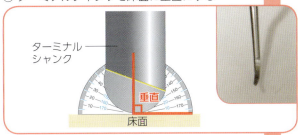

①' ターミナルシャンクを 20°ほど傾けてフェイスを床面と平行にする

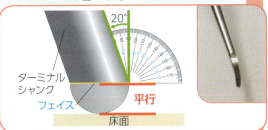

② フェイスに対して垂直にストーンを当てる

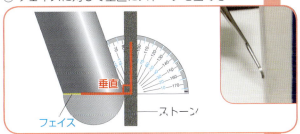

③ ストーンを 20°ほど傾け，往復もしくはダウンストロークを行う．最後は金属がめくれ上がるのを避けるためダウンストロークで終える

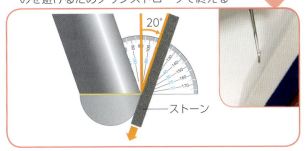

シックルスケーラー

① ターミナルシャンクを床面に垂直にする

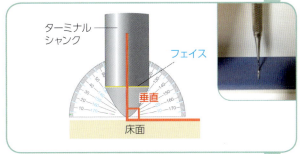

② フェイスに対して垂直にストーンを当てる

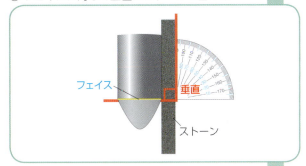

③ ストーンを 20°ほど傾け，往復もしくはダウンストロークを行う．最後は金属がめくれ上がるのを避けるためダウンストロークで終える

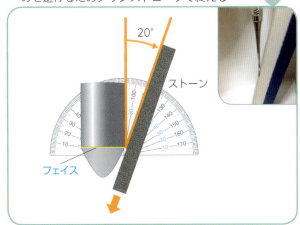

39

ユニバーサルキュレット

① ターミナルシャンクを床面に垂直にする

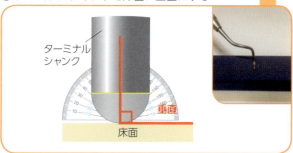

② フェイスに対して垂直にストーンを当てる

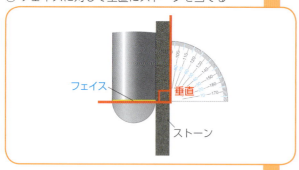

③ ストーンを20°ほど傾け，往復もしくはダウンストロークを行う．最後は金属がめくれ上がるのを避けるためダウンストロークで終える

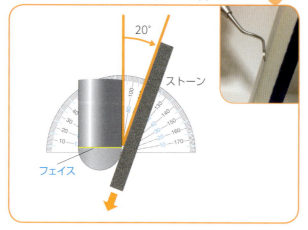

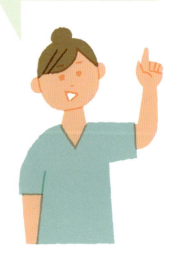

シャープニングスキルの活用！

①パティソンライトはグレーシーキュレットの一種なので，グレーシーキュレットのシャープニング＆テスティングの方法が使えます

②ランガーキュレットはユニバーサルキュレットの一種なので，ユニバーサルキュレットのシャープニング＆テスティングの方法が使えます

シャープニング Chapter 3

② ヒールの研磨

ヒールを研磨することで相似形に形態維持できるため、長くスケーラーを使いつづけることができます（図8）．研磨をせずにヒールが残っている状態だと先細りになったり、部分的に細くなり折れやすくなったりします．

ブレードが長くなると、ブレードのヒール、中央部、トゥとストーンの当たりを確認しながらストロークをします．また、グレーシーキュレット13/14、17/18などシャンクの屈曲が強いスケーラーは、ストーンを持つ手とスケーラーを持つ手がぶつかってしまうため、ストーンとターミナルシャンクの角度が変わらないように、ターミナルシャンクを前方または後方に倒しシャープニングする必要があります．

ヒールを当てるときは、よりしっかりターミナルシャンクを倒します．

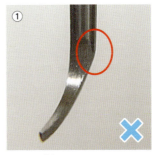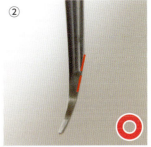

① ヒールが残っている　② ヒールが研磨されている

図8　ヒールの研磨

③ トゥの研磨

スケーラーを使っているとトゥがとがってきて歯肉を傷つけてしまうので、トゥを整えていきます．トゥの研磨はフェイスを床面と平行にし、刃先を180°の方向に向けます．ストーンを垂直から約45°傾けてトゥの周りをストロークします（図9-①②）．ストーンへのダメージを避けるため、軟らかいストーンは避け、硬めのインディアストーンかデュアルストーンの青面を使うことをお勧めします（図9-③）．

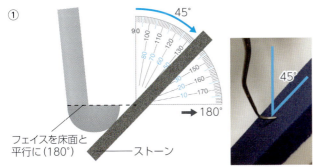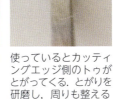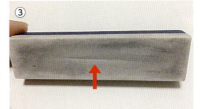

① トゥの研磨はフェイスを床面と平行にし、刃先を180°の方向に向けストーンを約45°傾ける

② 使っているとカッティングエッジ側のトゥがとがってくる．とがりを研磨し、周りも整える

③ 軟らかいストーンでトゥを研磨した結果、へこんでしまった

図9　トゥの研ぎ方

④ フェイスの研磨

　フェイスの左右に金属のめくれ（バリ）があるときに，バリを取る目的で軽くストーンでこすります．その際，フェイスを床面と平行にします．フェイスが曲の場合はスティック状のストーンの曲面を使い，フェイスが直の場合は厚みがない平らなストーンの平面を使用し，軽くフェイスをこすります（図10）．フェイスを研磨しすぎると，スケーラーの厚みがなくなり，破折を招く恐れがあるため，ときどき軽く整える程度に留めておきます．

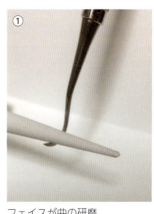 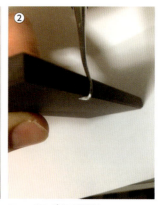

図10　フェイスの研磨

フェイスが曲の研磨　　　　フェイスが直の研磨

⑤ 形態修正

　ブレードが多面や変形，違う角度になってしまった場合など，大幅に形態を変えないといけないときに形態修正を行います．適切な角度になっていることを確認しながら，しっかり研磨します．

　シャープニングが完了したら，テスティングを行い，シャープなエッジになっているかを確認します．研げていないところがあれば各工程に戻ります．これを繰り返し，カッティングエッジをシャープに仕上げていきます．研げてくると，シャープニングの音が低音から高音になります．また，ストーンとスケーラーがこすれる感じが滑らかになってきます．

STEP 5　シャープニングの道具の管理と取り扱い

道具① ストーン

　ストーンは種類によって硬度，使用感，研磨性が違うので使いやすいものを選択します．ストーンには，オイルや水を要するもの，そのまま使うドライのものがあります（図11）．

　①インディアストーンはかなり硬いため，ストーン自体がへこみにくく，形態修正，トゥやヒールの研磨に向いています．

　②アーカンサスストーンは軟らかいため，過度に研磨するとストーンがすぐに消耗してしまいます．このストーンは，カッティングエッジの研磨に適しています．また，アーカンサスストーンのウェッジタイプはストーンの左右の曲面で，フェイスの研磨が可能です．

　③セラミックストーンは，②同様カッティングエッジの研磨に向いていますが，目詰まりすると研磨力が落ちます．

　④デュアルストーンは白面がセラミック，青面はインディアストーンとアーカンサスストーンの中間の硬さで，片面ずつ素材が異なるので使い分けが可能です．

　トゥやヒールの研磨に②③のような軟らかいストーンを使用すると，時間を要するうえ，ストーンにへこみを作ってしまいますので，①や④の青面のような硬いストーンの使用をお勧めします．

　山本歯科の共有のストーンは①②ですが，私は私物として④を使っています．このストーン1つで，白面ではカッティングエッジを，青面では形態修正やトゥ，ヒールの研磨ができるので気に入っています．私物のストーンを使うことで，自分のシャープニングの癖を確認したり，慎重にていねいに使用してより長く愛用できたりすると思います．

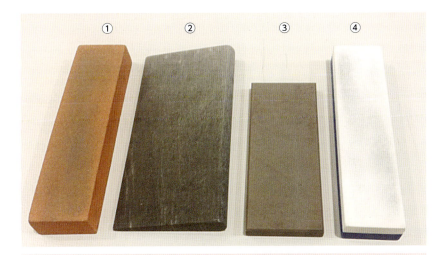

油砥石…　①インディアストーン（ミディアム：形態修正，トゥ，ヒールなどの研磨）
　　　　　②アーカンサスストーン（ファイン：カッティングエッジの研磨や仕上げ）
ドライ…　③セラミックストーン（カッティングエッジの研磨）
水砥石…　④デュアルストーン
　　　　　（白面：カッティングエッジの研磨／青面：形態修正，トゥ，ヒールなどの研磨）

図11　おもなストーンの種類

道具② テストスティック

シャープニング前後で切れ味の確認をするのに使用します（図12，使い方☞STEP3）．カッティングエッジのどの部分が適切にシャープニングされているかを把握できます．

道具③ オイルまたはワセリン

油砥石でシャープニングするときに使用する潤滑油です（図13）．

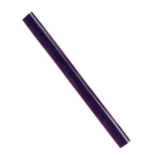

図12 テストスティック

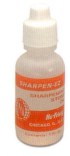

図13 オイル

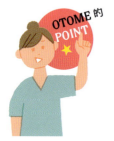

OTOME的 POINT

★ シャープニングの流れ
タンパク除去 ➡ 水洗 ➡ ガス滅菌や薬液に浸漬 ➡ シャープニング ➡ 滅菌

★ ストーンの手入れ
使用後，ストーンの目詰まりを洗剤で浮かせ水洗（または超音波洗浄）し，必要に応じて滅菌

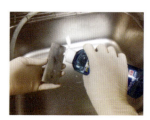

目詰まりを中性洗剤などで浮かせて水洗し，乾燥させる

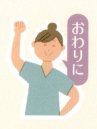

おわりに

大切なインストゥルメントを長く愛用するために，必要最小限のシャープニングで最大限のパフォーマンスができるように，器具のメインテナンススキルを上げる必要があります．スケーラーが医院の共有物であったり，トレーニング不足でうまくシャープニングできないなどの場合は，シャープナーなど便利な機器が各メーカーから出ていますので，それらを使用するのもいいと思います．しかし，細部の調整は手で行うシャープニングが適していますし，機器に頼りすぎると過度に研磨してしまうことがあります．慣れてきたら機器だけに頼らず，自分の手でシャープニングすることをお勧めします．シャープニングの精度が上がると，探知しやすく狙った歯石が楽に除去できるようになります．また，自身の経験からもいえることですが，腱鞘炎や肩こりなど手や身体の疲労を軽減し，歯石の取り残しなども減らすことができ，SRPのレベルが格段にアップします．苦手だったSRPに自信がもてるようになります．

Chapter 3-2

SRPの基本操作

三國かおり

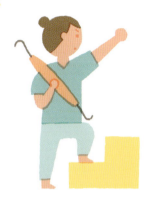

SRPに使用するインストゥルメントには多くの種類があり，たとえ同じタイプのスケーラーであっても，メーカーによってさまざまな違いがあります．皆さんは信頼のおけるメーカーのものを使用していますか？ 私が愛用するスケーラーは職人の方が1本1本ていねいに作っているので，誤差がほとんどなく，切れ味も抜群です．

本稿では，インストゥルメント選択のポイントと，SRPの基本となる手技をお伝えします．

- **STEP 1** スケーラーの種類・特徴を知る
- **STEP 2** グレーシーキュレットの基本操作
  - ① スケーラーの把持方法
  - ② SRP時のレスト（固定）
  - ③ グレーシーキュレットの挿入方法
  - ④ ターミナルシャンクと歯根面を平行に保つ
- **STEP 3** ポジショニング・ストロークモーションをマスターする

STEP 1　スケーラーの種類・特徴を知る

　私は，歯周動的治療ではおもにグレーシーキュレットを使用していますが，メインテナンス時はグレーシーキュレットより，シックルスケーラーやユニバーサルキュレットの出番が多くなります．

　シックルスケーラーは，おもに歯肉縁上に沈着している歯石やステインの除去に使用しています．両側面にカッティングエッジがあり，先端が鋭利なため，歯肉に外傷を与えないように注意しながら使用します．

　ユニバーサルキュレットは，ブレードの両側面にカッティングエッジがありますが，バック部分はラウンドの形状になっているので歯肉縁下にも使用できます．

　この2つは部位により持ち替える必要がなく，すべての歯面に使用できるため，幅広く使用できるスケーラーです（表）．

表　おもなスケーラーの種類・特徴・構造

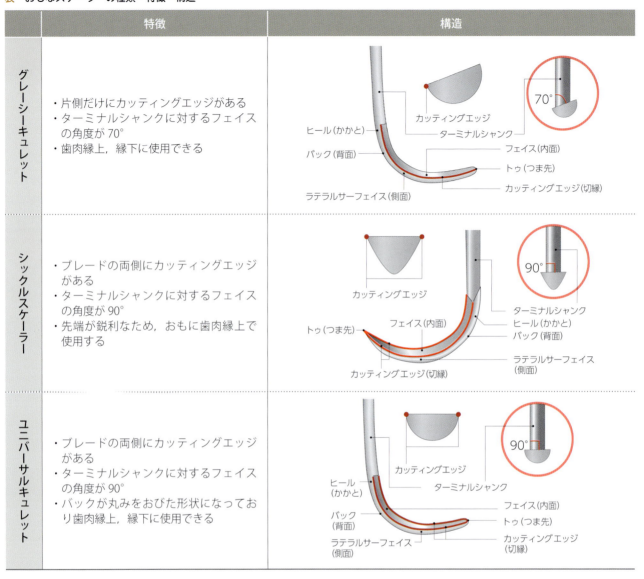

	特徴	構造
グレーシーキュレット	・片側だけにカッティングエッジがある ・ターミナルシャンクに対するフェイスの角度が70° ・歯肉縁上，縁下に使用できる	
シックルスケーラー	・ブレードの両側にカッティングエッジがある ・ターミナルシャンクに対するフェイスの角度が90° ・先端が鋭利なため，おもに歯肉縁上で使用する	
ユニバーサルキュレット	・ブレードの両側にカッティングエッジがある ・ターミナルシャンクに対するフェイスの角度が90° ・バックが丸みをおびた形状になっており歯肉縁上，縁下に使用できる	

SRPするときに，グレーシーキュレットは何本必要？

　皆さんは，SRP時にグレーシーキュレットを何本くらい使用されていますか？　グレーシーキュレットはオリジナルをアレンジしたものもあり，バリエーションが豊富なので，全部をそろえると大変な数になります．私は卒後すぐのころは，たくさんのグレーシーキュレットを使用していましたが，現在では，11/12，FIT 11/12，13/14の3本でほぼ全顎をSRPしています（図1）．この3本では足りないときに，必要に応じてほかのスケーラーを使用するようにしています．

　前歯部では1/2，3/4を使用する

人も多いですが，11/12 で SRP することも可能です．歯根形態をイメージし，どのキュレットなら根面に当たるのかを考えると，教科書どおりの決まった番号を使用しなくても，少ない本数で SRP することができます．

グレーシーキュレットは，「オリジナル」「アフターファイブ」「ミニファイブ」「マイクロミニファイブ」と，形態や長さの異なる種類があるので，目的に応じて使い分けています（図 2）．

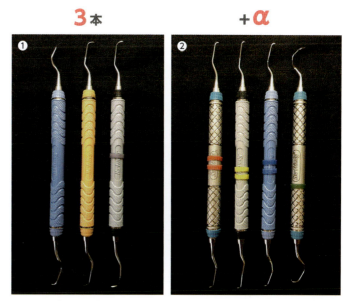

図1　私がおもに使用しているグレーシーキュレット
① 左から 13/14，11/12，FIT 11/12，② 左からマイクロミニファイブ，ミニファイブ 11/12，ミニファイブ 13/14，オリジナル FIT 13/14

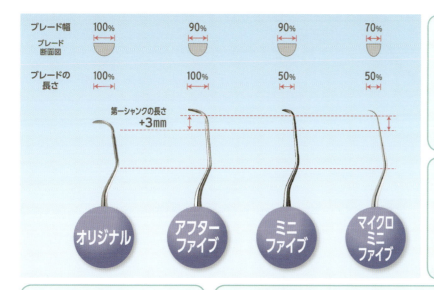

オリジナル
使用頻度が一番多いスケーラー．新品のブレードは幅がすこし太いので，ポケットがゆるい部位には使用できるが，タイトな歯肉には不向き．シャープニングして細くなったものは使用できる

アフターファイブ
ターミナルシャンクがオリジナルに比べると 3mm 長く，ブレードの幅も 10% 細いため，歯肉への挿入が容易になる．ポケットが深い患者さんにも使用しやすい

ミニファイブ
ターミナルシャンクがオリジナルより 3mm 長い．ブレードの幅は 10% 細く，長さはオリジナルの半分．前歯部や叢生歯列に使用することが多い

マイクロミニファイブ
ターミナルシャンクがオリジナルより 3mm 長い．ブレードの幅は 30% 細く，長さはオリジナルの半分．前歯部のタイトな歯肉でも挿入可能で，私も愛用している

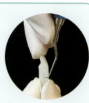

▶下顎側切歯遠心根面溝にもしっかりフィットする

図2　グレーシーキュレットの種類（画像提供：ヒューフレディ）
※イラスト内では「第一シャンク」と記載されているが，解説文では「ターミナルシャンク」と表記

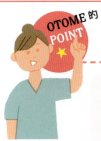

OTOME的POINT スケーラー選択のポイント

1 ハンドルの太さ，重さ，持った感覚
ステンレスハンドルは，レジンハンドルやシリコンハンドルに比べ，すこし重く感じる．また細いものと太いものがあるが，長時間使用しても疲れにくいハンドルを選択するとよい．いろいろな製品を，実際に手に取り感覚を確かめてみよう．その際は，診療時と同じようにグローブをつけた状態で試用するとよい

2 シャンクの太さ・硬さ
おもに，以下の3つのタイプがある
スタンダード：シャンクが細く，その分しなるため，歯石をつかみ，はじく感覚になる．そのため，スケーリングの仕上げに使用するといい
リジッド：シャンクが太いので，歯石をつかんだときにしなる感覚は小さく，固い歯石を除去しやすいため，私はリジッドを好んで使用している
エキストラリジッド：ほとんどしならないので，強固な歯石の除去にお勧め

3 刃の耐久性
各メーカー，金属配合の違いにより，耐久性もすこしずつ異なる．摩耗しにくいスケーラーも販売されているが，SRP時の感覚や操作時の音，シャープニング時の感覚を確認してみよう

4 価格
悩ましい問題ではあるが，プロとしてやはり信頼のおけるメーカーのものを吟味し，購入したい．セールをしているときにまとめて購入すると，コストを抑えることができる

STEP 2　グレーシーキュレットの基本操作

① スケーラーの把持方法

親指と人差し指でスケーラーを持ち，中指をターミナルシャンクに近いところに添えます．これが執筆状変法です（図3-①）．親指，人差し指，中指の位置が変わることなく（図3-②），しっかり把持した状態でスケーラーを引き上げ，使用します．

鉛筆を持つように把持したり，親指が出すぎたりすると（図3-③，④），歯肉縁下にスケーラーを挿入したときに微細な感覚が得られなくなり，またしっかり側方圧をかけることもできなくなります．

スケーラーの把持方法は，自己流に陥りやすく，手や手首に負担がかかり疲労の原因になります．何事も癖になってしまうとそれを直すことは大変ですが，いま一度把持方法を見直しましょう．スケーラーの把持方法をマスターすることが，SRPの達人に近づくための第一歩です．

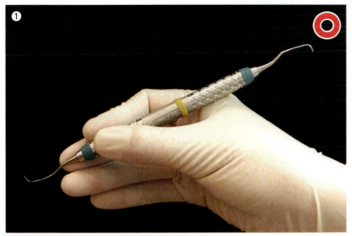
親指，人差し指，中指の3本で把持し，薬指を添える（執筆状変法）

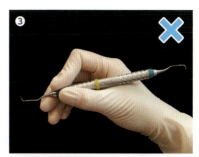
執筆状（鉛筆握り）になっている

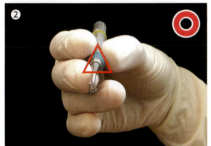
親指，人差し指，中指がバランスよく三角形になるのがポイント！

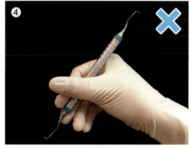
親指がキュレットから出すぎている

図3　スケーラーの把持方法

② SRP時のレスト（固定）

　実際の臨床では，歯に動揺があったり，患者さんの開口量や歯列がさまざまであるため，SRPをするときにレストを置く位置で悩むことも多くあります．レストの置き方の幅が広がると，いろいろな症例に対応できます．

　基本は，術歯，または隣在歯にレストをとります（図4）．

　それが難しい場合は，SRPをする歯の対合歯にレストを置きます（図5-①）．開口量が少ない患者さんに有効ですが，術歯からレストが離れて側方圧が不安定になるので注意しながら行います．

　対角歯レストは左側最後臼歯部遠心をSRPするときに有効なレストになります（図5-②）．

　そのほかのレストとして，フィンガーオンフィンガーは左手の人差し

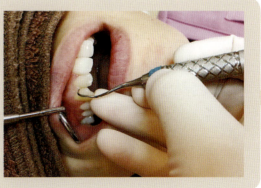

基本のレスト
術歯または隣在歯にレストを置く

図4　レストの方法（その1）

指にレストを置く方法です（**図5-③**）．ポケットが深い部位や，左手の指で歯を固定できるので，歯の動揺を抑えることに有用です．また，左手を歯に沿わせるようにすることで頬粘膜も排除でき，視野の確保にもつながります．

口腔外レストは，患者さんのオトガイや頬部にレストを置きます（**図5-④**）．開口量が少ない患者さんや，臼歯部の深いポケットでもターミナルシャンクと根面を平行に保つことができるメリットがありますが，レストが遠く不安定になりやすいので，慎重に操作することが重要です．

① 対合歯レスト
たとえば下顎右側臼歯部の処置時にはレストを上顎右側臼歯部（対合歯）に，上顎右側臼歯部にはレストを下顎前歯から臼歯部に置くとよい

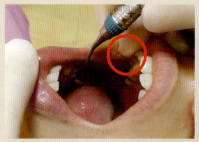
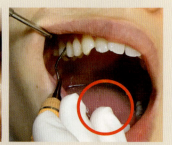

② 対角歯レスト
たとえば下顎左側最後臼歯部遠心の処置時には，下顎右側臼歯部にレストを置くとよい

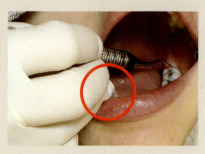

③ フィンガーオンフィンガー
たとえば上顎左側臼歯部の処置時には，左手人差し指を臼歯部に沿わせてレストにし，下顎右側臼歯部には左手人差し指を頬側歯面に沿わせてレストにするとよい

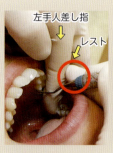
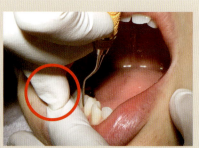

④ 口腔外レスト
たとえば上顎右側の処置時には，レストを下顎骨に置くとよい

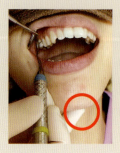

図5 レストの方法（その2）

③ グレーシーキュレットの挿入方法

　グレーシーキュレットを執筆状変法で軽く持ち，カッティングエッジを歯に沿わせます（図6-①）．そして，歯面にフェイスを0°の角度になるように向かい合わせ，トゥからていねいにヒールまで挿入します（図6-②③，本書ではこの手技を「0°挿入」といいます）．トゥから挿入することにより，歯肉に傷をつけることなく挿入できます．

　歯根面に沿わせたまま，歯石を感じながらゆっくりポケット底まで挿入し，ターミナルシャンクが歯根面と平行になるように起こします（フェイスは歯根面に対して70°になる，図6-④）．カッティングエッジ全体を感じながら，先端3分の1を使用し，側方圧をかけて引き上げます（図6-⑤）．引き上げるときは，しっかりレストを置き，ターミナルシャンクと歯根面が平行に維持されているのを確認しながら行います．

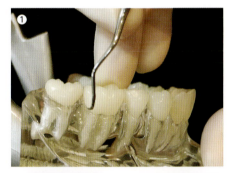
カッティングエッジを歯に沿わせる

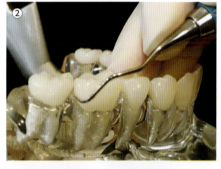
フェイスを歯面に対して0°になるようにする

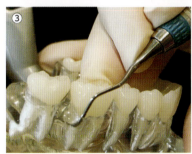
その状態のままポケットに挿入する

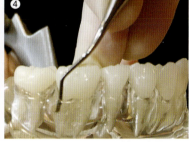
ターミナルシャンクが歯根面と平行になるように起こす

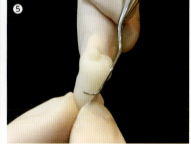
カッティングエッジの先端3分の1を使用する感覚で，側方圧をかけて引き上げる

図6　グレーシーキュレットの挿入方法

OTOME的POINT

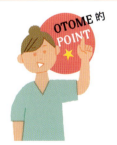

側方圧をかけるときは，どの指で力をかけるのかを明確にすることが大切です．親指もしくは中指に，しっかり側方圧をかけながら引き上げます（☞Chapter4-⑥）

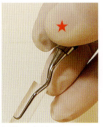
親指に側方圧

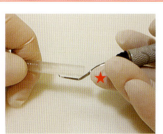
中指に側方圧

④ ターミナルシャンクと歯根面を平行に保つ

　グレーシーキュレットは，ターミナルシャンクに対してフェイスが70°になっているので（表参照），歯根面に対してターミナルシャンクを平行に当てることにより，歯石をつかみ取ることができます（図7-①）．

　そのためには，X線写真を読影する力をつけ，歯根の解剖学的形態をイメージしておかなければなりません（図7-②）．また，ブレードの角度が85°を超えると作業効率は悪くなりうまく歯石を取ることができません．逆に角度が小さいと，歯根面を傷つけてしまう可能性があります．

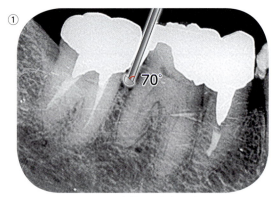
ターミナルシャンクと歯根面を平行にすると，フェイスは歯根面に対し70°の角度になる

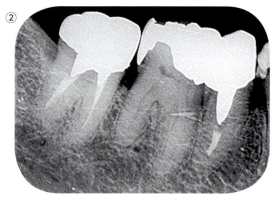
歯根の解剖学的形態をイメージしなければならない

図7　グレーシーキュレットと歯根面

インストゥルメントとインストゥルメンテーションの関係

Dr.Hiroのちょっと深掘り

　"インストゥルメント"を人間の手が動かしてはじめて"インストゥルメンテーション"になる．「インストゥルメント＋人間の手の動き＝インストゥルメンテーション」ということだ．「それがどうした？」と突っ込まれる前に話を進めよう．

　たとえば患者さんの顔に糸くずがついていたとしよう．われわれは患者さんに「糸くずがついてますよ」と言いながら，指でそっとそれを取るに違いない．まさか糸くずを取るためにピンセットや麦粒鉗子を使う人はいないだろう．どうしてかというと，インストゥルメントを使わなくても指で取れるからである．でも歯石はそういうわけにはいかない．口の中を見たときに「歯石がついてますよ」と言いながら，そっと指で取れるような歯科衛生士はいない．（きっと）なぜなら歯石は指で取れないからである．

　どうしてわれわれはインストゥルメントを使うかというと，手や指で目的を果たすことができないからである．一番敏感で使い勝手のよい手指の"代わり"にインストゥルメントを使っているのだ．ということは，インストゥルメントは"手指の延長"になる．宮大工の言葉が私の頭をよぎる．

　「私らにとって，道具は自分の肉体の先端や」

STEP 3　ポジショニング・ストロークモーションをマスターする

正しい姿勢・ポジショニングで SRP していますか？

1日の診療で多くの患者さんにSRPを行う際，正しいポジショニング（図8）をマスターしてないと疲労につながります．口腔内を直視しようと患者さんに覆いかぶさって，背筋が伸びておらず猫背になっていませんか？（図9-①②）　チェアの高さが高いと術者の肘が上がり，脇が開きやすくなるため，肩，背中，腰に疲労を感じやすくなります（図9-③）．いすに深く座り，床にしっかり両足がつくように設定することで側方圧をかけやすく，引く運動の手助けになります（図9-④）．

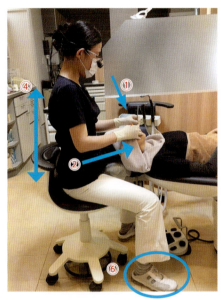

ポジショニングのPOINT
① 術部が直視できる
② 手首がまっすぐ伸びている（手首に無理がない）
③ 側方圧がしっかりかけられる部位にレストを置く
④ 背筋が伸びている
⑤ 脇が開きすぎない程度
⑥ 足がしっかり床についている

図8　正しいポジショニング

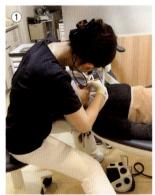
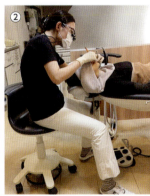
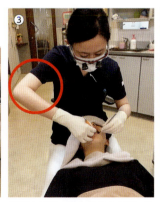

患者さんに覆いかぶさっている　いすが高く猫背になっている　肘が上がり，脇も開きすぎている　いすに深く座っていない

図9　不適切なポジショニング

どのポジションからアプローチしますか？

姿勢を保つのが大変，手首が疲れるなどの場合は，正しいポジションからアプローチができているかを確認します．頭で考えるのではなく，どのポジションから施術すれば側方圧をかけやすく，手をスムーズに動かすことができるかを一番に考え，ポジションを決めます（図10）．

たとえば $\overline{2|}$ 舌側遠心にフロントポジションからアプローチするときは，側方圧をかける指は親指になり，モーションも引く運動または前腕回転運動の左右の動きになります．同じ部位をバックポジションからアプローチすると，側方圧は中指にかけ，引く運動または前腕回転運動の上下の動きになります．

同じ部位でもポジションを変更することで，側方圧をかける指，モーションも変化します．いろいろなポジションからアプローチすることにより，開口度が小さい場合など患者さんの口腔内状況に合わせたSRPが可能となります．

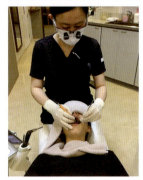
フロントポジション
7〜8時

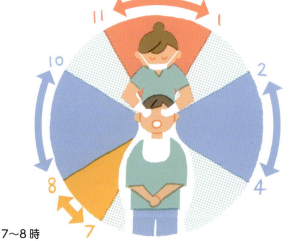
バックポジション
11〜1時

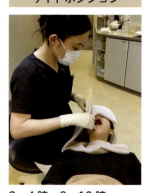
サイドポジション
2〜4時・8〜10時

図10 ポジション

ストロークモーション① 前腕回転運動（☞Chapter4-②）

レストを支点に前腕（肘から手首まで）を左右または上下に動かし，歯石を引き上げる運動です．前腕を使うことで疲労が少なく，手指への負担が軽減し，側方圧もかけやすくなります．フェイスと歯面を70°に保ったまま回転させることが重要です．術者に対してブレード（施術する歯面）が横に位置するときは左右の動き（図11-①），術者に対してブレードが縦に位置するときは上下の動きになります（図11-②）．

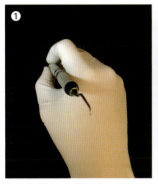
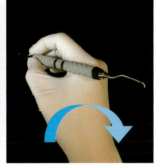
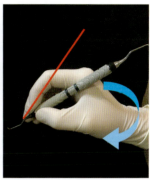

左右の動き．前腕を左右に動かす　　　上下の動き．前腕を動かすことで，スケーラーの位置も変化する

図11　前腕回転運動

ストロークモーション② 手指屈伸運動

手首を動かさず，指の曲げ伸ばしによりスケーラーを動かすので，指にかなり負担がかかり疲労につながります．弱い側方圧をかけるときやエキスプローリングのときには有効ですが，歯石除去には不向きな運動になります（図12）．

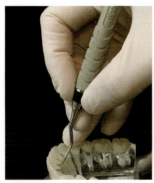
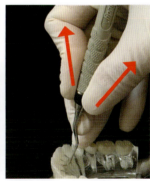

図12　手指屈伸運動
腕を使わず，親指と人差し指だけの曲げ伸ばしにより動かしている

ストロークモーション③ 手根関節運動

隅角部，根分岐部，歯根間など，細かい動きを要する部位へのアプローチの際には有効ですが，短所として手首を中心に動かすために疲労しやすくなることがあげられます（図13）．

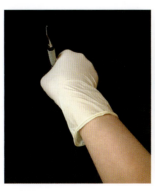
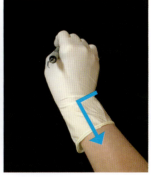

図13　手根関節運動
ストローク前と後では，スケーラーのハンドルの傾きが変化する．手首を起こすことにより，術者側にハンドルが傾いている

ストロークモーション④ 引く運動

歯石をブレードにかませたら，腕ごと自分の方向に引く運動です．腕を使っているため，疲労は軽減されます．レストは口腔内，口腔外どちらでも可能で，レストにはあまり力をかけず歯面に側方圧をかけ引き上げます（図14）．

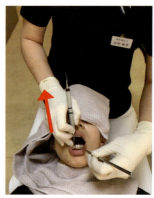
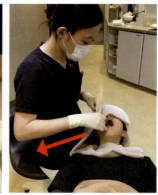

図14　引く運動
スケーラーを引き上げたい方向に腕全体を使って動かす

ストロークモーション⑤ 水平ストローク

最後臼歯遠心をSRPするときに有効なストロークで，手指屈伸運動と引く運動を融合させたモーションで行います．ブレードの先端を根尖方向に向けて，始点と終点をしっかり決め，細かくすこしずつ動かします．シャープニングされたスケーラーを使用しないと，滑って歯肉を傷つけることにつながるため注意しましょう（図15）．

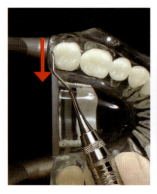
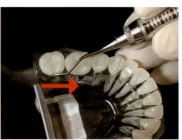
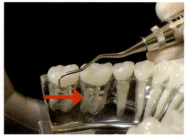

図15　水平ストローク
ブレードが歯根面から離れないように動かす

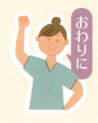

おわりに

本稿では「SRPの基礎」として，インストゥルメントの種類と操作方法を紹介しました．スケーラーの種類が多く迷われる方も多いかもしれませんが，とにかく多くのスケーラーに触れて実際に使用し，自分に合うスケーラーに出合うことが大切だと思います．私も，スケーラーの好みがすこしずつ変わっています．しかしながら，使用するスケーラーの種類や好みは変わっても，SRPの操作方法が変わることはありません．SRPの基礎をしっかりマスターし，柔軟に対応できる歯科衛生士になりたいものです．

Chapter 4
Hand Instrumentation : Advance

① 前歯・薄い歯肉

② 叢生歯列

③ 根面溝（上顎第一小臼歯近心）

④ 小臼歯舌側傾斜

⑤ 根分岐部

⑥ 最後臼歯遠心

Chapter 4-1

前歯・薄い歯肉

菊間真奈美

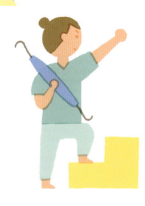

　私たちは，SRP後の歯肉がどのように治癒するのか予測を立てたうえで，患者さんに説明をして同意を得てからSRPを始めます．前歯は，患者さんが歯肉の治癒を実感できて，モチベーションUPにもつながりやすい部位です．また，歯肉が説明どおりに治癒することで，患者さんの信頼を獲得することにもつながります．

　本稿では，前歯のSRPを成功に導くため，歯肉の性質，特に注意の必要な薄い歯肉についての情報を整理し，実際の手技をお伝えしたいと思います．

STEP 1 薄い歯肉を理解する
　　①歯肉退縮の分類
　　②バイオタイプ
　　③歯肉退縮の原因

STEP 2 スケーラーの選択と操作
　　①幅の狭いブレードと水平ストローク（グレーシーキュレット）
　　②長いシャンクと垂直ストローク（グレーシーキュレット）
　　③ファイルスケーラーの使用

STEP 3 ポジショニング

STEP 1　薄い歯肉を理解する

① 歯肉退縮の分類

　日常の診療で歯肉退縮が認められる患者さんに遭遇することは多く，そのほとんどは経過観察を行い，象牙質知覚過敏症や根面齲蝕などの問題が起こらなければ治療することは少ないと思います．治療することが少ない分，軽視しがちですが，歯肉退縮を理解することはSRPを成功に導くために大切です．

　まずは，歯肉退縮の分類を整理しましょう．歯肉退縮は「非炎症性歯肉退縮」と「炎症性歯肉退縮」の2つに分けられます（1）．「非炎症性歯肉退縮」は細菌感染がなく，外傷や歯の位置異常などがおもな原因

非炎症性歯肉退縮		炎症性歯肉退縮	
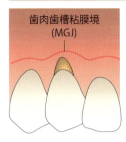	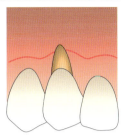	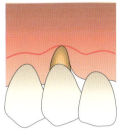	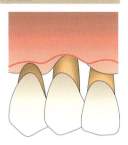
クラス1	クラス2	クラス3	クラス4
歯肉歯槽粘膜境（MGJ）に至らない歯肉退縮で，歯間隣接部の軟組織や骨の喪失のないもの	MGJに至る，または越えた歯肉退縮で，歯間隣接部の軟組織や骨の喪失のないもの	MGJに至らない，または越えた歯肉退縮で，歯間隣接部の軟組織や骨のわずかな喪失がある，もしくは歯の軽度の位置異常のあるもの	MGJに至らない，または越えた歯肉退縮で，歯間隣接部の軟組織や骨の喪失が著しく，歯の位置異常があるもの

図1　Millerの歯肉退縮の分類[1]
実際は「非炎症性」と「炎症性」のコンビネーションも多くみられる

で起こります．「炎症性歯肉退縮」は細菌感染があり，歯周炎が原因で起こる歯肉退縮です．SRP後は後者の歯肉退縮が一般的ですが，臨床では両者が複合していることも多いです．

② バイオタイプ

歯肉は2つの「バイオタイプ（Biotype）」に分けることができます．「Thin scallop type（表1-①）」は，歯肉が薄く，歯頸線は波を打ち，歯槽骨の裂開や開窓を認めることがあります．一般的に薄い歯肉の厚みは1mm以下とされ，このような歯肉は歯周炎でなくても歯肉退縮を起こす可能性があります（非炎症性歯肉退縮）．しかし歯肉の厚みを測ることは臨床では難しく，視診（感覚）やプローブが透けて見える，歯根や歯槽骨が透けて歯肉が貧血状態になっている，などが薄い歯肉と判断する材料になります．特に視診，見た目での判断が重要で，術者は歯肉を見る感性を養わなければなりません．

薄い歯肉では，SRP後に歯肉退縮を起こしてしまうことがあります（炎症性歯肉退縮）．そのため，術前に歯肉退縮や象牙質知覚過敏症発生の可能性を説明しておく必要があります．

「Thick flat type（表1-②）」は，歯肉に厚みがあり，歯頸線は直線的です．厚みのある歯肉は歯肉退縮を起こしにくく，SRP後は付着の獲得により治癒するため見た目での変化は起こりにくいタイプとされています．

歯肉のタイプによって，SRPの順番や器具の選択，OHIの内容，メインテナンスの注意点などが変わるため，歯肉の性質を理解し見分けることは必要不可欠といえます．

表1　歯肉のバイオタイプ

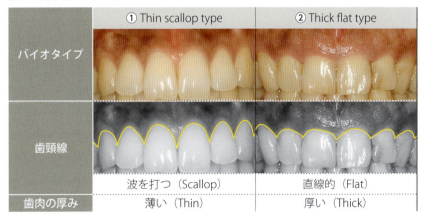

③ 歯肉退縮の原因

歯肉退縮の原因は,「過度なブラッシングなどによる外傷性のもの」「細菌の感染による炎症性のもの」「歯肉や歯槽骨が薄い,小帯の付着位置異常,歯列不正など先天的な問題により生じるもの」,または「これらの複合型」などさまざまです.なかでも,歯肉と歯槽骨の厚さの関係は重要で,外傷や感染によりもっとも歯肉退縮を起こしやすいMaynardの分類のtype4(表2)には注意しなければなりません.

Maynardの分類を正確に判別するにはCT撮影が必要ですが,SRPを行ううえでは正確な診断がなくても「おそらくType4だろう」と予測し,認識することが大切です(図2).

表2 Maynardの分類

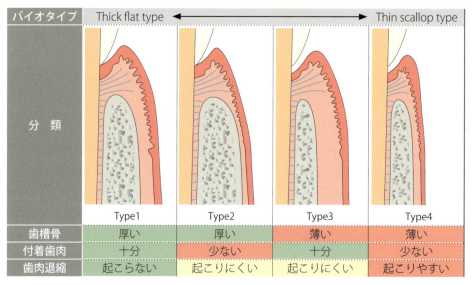

バイオタイプ	Thick flat type ←→ Thin scallop type			
分類	Type1	Type2	Type3	Type4
歯槽骨	厚い	厚い	薄い	薄い
付着歯肉	十分	少ない	十分	少ない
歯肉退縮	起こらない	起こりにくい	起こりにくい	起こりやすい

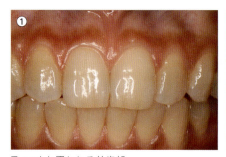

❶ Type4と思われる前歯部

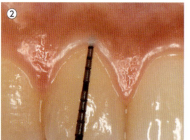

❷ ❶の歯肉が薄くプローブが透けている

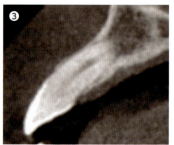

❸ ❷のCT画像.唇側面の歯槽骨が薄くType4と判別

図2 「おそらくType4だろう」と予測できる歯周組織

薄い歯肉の部位をSRPする際，誤った操作などにより歯肉を傷つけてしまうことは，外傷性の歯肉退縮を助長させます．そのため，歯肉を傷つけないよう細心の注意を払わなければなりません．SRP後は過度なブラッシングによるさらなる歯肉退縮を起こさせないよう，「適切なブラッシング圧か」「歯磨きの時間は長すぎないか」「歯ブラシの毛は硬すぎないか」など，セルフケアのチェックを行い，患者さんの理解を深める指導が必要です．

図3のような歯列不正がある場合，唇側に位置している部位は歯槽骨の裂開（歯根のはみ出し）が生じていることがあります（図4）．歯肉が薄くなくても歯槽骨に裂開が生じていると，歯肉退縮を起こしやすいため，位置異常歯のSRPやブラッシング指導は薄い歯肉と同様に注意しなければなりません．

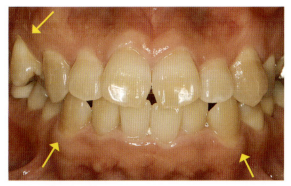

図3 歯槽骨の裂開が生じている可能性がある位置異常歯（矢印）

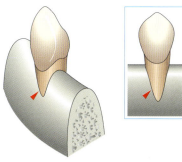

図4 歯槽骨の裂開（歯根のはみ出し）

薄い歯肉って？

> Dr.Hiroのちょっと深掘り

プロービング値などと違って歯肉の"厚み"というのは数値化されることがない．超音波器具のようなハイテクを使って測定したり，直接プローブを突き刺して"ワイルド"に測定するような方法もあるにはあるが，日常臨床で測定されることはまずない．ということは，歯肉の"厚み"という表現にはかなり主観が入っている．

そういうアバウトな指標なのに，どうして"厚み"にこだわるかというと，薄い歯肉は何かと悩みの種になるからである．歯肉退縮のリスクが高かったり，根面被覆術やGTR法の予後がよくなかったりするとなると，数値化できないとしてもわれわれは注目しておかなければならない．インストゥルメンテーションで傷つけてしまいやすいし……．

プローブなどのインストゥルメントが透けて見えたり，歯頸部のラインが波打つようなバイオタイプ（Thin Scallop type）だったりすれば要注意だ．そういう部位で歯根の突出が強く感じられれば"骨"まで薄い可能性が高い．いや，骨がないかもしれない（裂開状骨欠損）．でも一番大事な診断法は，歯肉を見た瞬間に「ムムッ．いやな予感」と察知する感性ではないかと思う．うん，きっと．

STEP 2　スケーラーの選択と操作

① 幅の狭いブレードと水平ストローク（グレーシーキュレット）

薄い歯肉のSRPでは，新品のオリジナルのような太いブレードのスケーラーは避け，シャープニングされブレードの幅が細くなったスケーラーを選択します（図5）．

もっとも歯肉が薄い唇側中央部は，水平ストロークが有効です．挿入は，無理に押し込まずていねいに「0°挿入*」します（図6-①）．歯肉がタイトで挿入しにくい場合は，すこし緩みがある隅角部から挿入します．トゥを根尖側に向けたまま，ブレードの先端3分の1が歯面から離れないよう意識を集中させ，親指と中指両方で側方圧をかけ，細かくPULLのストロークをします（図6-②）．レストは術歯もしくは隣在歯にとります．

水平ストロークは下顎前歯部に現れやすい狭いポケットにも有効です．狭いポケットの場合，ブレードが細く長いスケーラーを使用します．垂直ストロークではポケット底まで到達しにくく，歯石を取り残しやすいポケットの形態でも，水平ストロークではトゥがポケット底まで到達するため取り残しが少なくなります（図7）．

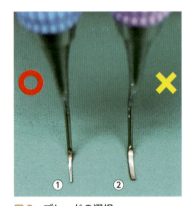

図5　ブレードの選択
① 細くシャープニングされたオリジナル 5/6
② 新品のオリジナル 5/6

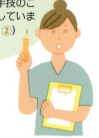

＊歯肉を傷つけないよう，歯面にフェイスを0°の角度になるように向かい合わせ，トゥからていねいにヒールまで挿入し，歯石の下まで到達させる手技のことを「0°挿入」としています（☞Chapter3-②）

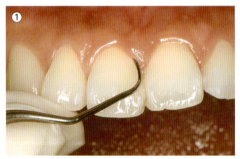
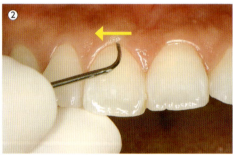

図6　唇側中央部の水平ストローク
サイドポジション（9時），側方圧：親指・中指，PULLストローク
① 隅角部から「0°挿入」をする
② ブレードの先端3分の1に意識を集中させる

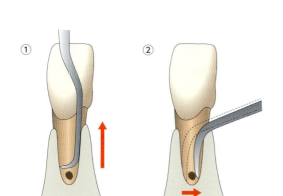

図7 狭いポケットへのスケーラーの到達度
① 垂直ストローク：ポケット底まで到達しにくい
② 水平ストローク：ポケット底まで到達しやすい

OTOME的POINT 薄い歯肉へのアプローチのPOINT！

1. 薄い歯肉を理解し，見る目を養う
2. 適切なブラッシング方法を理解する
3. 適切な器具選択と操作方法を理解する

② 長いシャンクと垂直ストローク（グレーシーキュレット）

　水平ストロークで到達できない，より深いポケットは，ミニファイブやマイクロミニファイブ，アフターファイブのようなシャンクが長いスケーラーによる垂直ストロークで対応します（図8, ☞Chapter3-②）．さらに歯根が細い下顎前歯部では，ミニファイブのようにブレードが短く細く形態修正されたアフターファイブや，そのほか上記スケーラーを使用します．

　ていねいに「0°挿入」しポケット底までスケーラーを到達させ，歯面にブレードをしっかり当て，中指に側方圧をかけ細かくPULLのストロークをします．レストは隣在歯が望ましいですが，ストロークが上手くできず，窮屈な感じがする場合は，対合歯レストが有効です．唇側の対合歯レストのときは開口量をすこし小さくしてもらうとレストがとりやすく，操作しやすくなります（図9）．

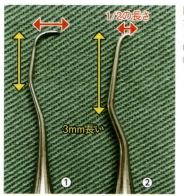

図8 オリジナルとミニファイブの対比
① オリジナル 1/2
② ミニファイブ 1/2

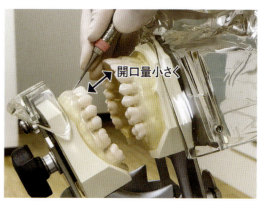

図9 下顎前歯唇側の対合歯レスト
バックポジション（12時），側方圧：中指，PULLストローク

③ ファイルスケーラーの使用

ファイルスケーラーはグレーシーキュレット同様片刃で，とがった部分がなくブレードが薄いため，より歯肉を傷つけにくいといえます（図10）．0°挿入は必要なく，歯肉に沿わせて挿入します．グレーシーキュレットはシャープニングによってブレードが細くなると挿入しやすい分，折れやすくなりますがファイルタイプスケーラーはシャープニングが不要で，ブレードの厚みが変わることはないため，ポケット内で折れる心配がありません（図11）．

SDH-1（頬舌側用）での下顎前歯部唇側面中央部の操作は，グレーシーキュレットの垂直ストロークと同様です．SDH-2（近遠心用）の操作は隣在歯にレストを置き，中指に側方圧をかけ，PULLストロークします（図12）．注意点として，よく歯石が取れる反面，セメント質も削れやすいため，こまめにエキスプローリングし確認が必要になります．

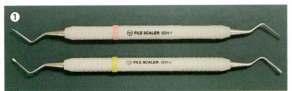
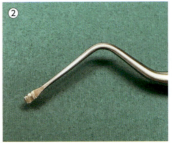
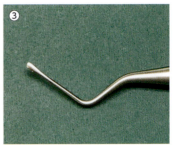

図10 ファイルスケーラー
① SDファイルスケーラ PRO-8 SDH 1が頬舌側用，SDH-2が近遠心用（ともにサンデンタル），② ブレード内面，③ ブレード背面

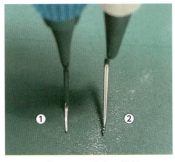

図11 ブレードの厚さの比較
① 細くなったグレーシーキュレット5/6，② ファイルスケーラー

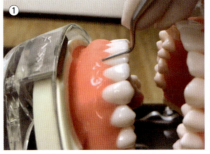
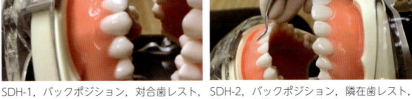

SDH-1，バックポジション，対合歯レスト，側方圧：中指，PULLストローク

SDH-2，バックポジション，隣在歯レスト，側方圧：中指，PULLストローク

図12 ファイルスケーラーの操作

STEP 3　ポジショニング

上下顎ともにおもにバックポジション（12時）ですが，ストローク，レストの位置によりフロントもしくはサイドポジション（7〜9時）に移動します．

まとめ

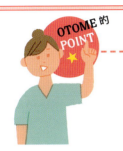

歯肉退縮を抑えるためのPOINT！

器具選択
- 歯肉に合わせ、ブレードの幅が細くなったスケーラーを選択する
- ポケットの深さに合わせ、シャンクが長いものを選択する

0°挿入
- 無理に押し込まず、ていねいに挿入する
- 挿入しにくいときは、隅角部から挿入する

ストローク
- ブレードの先端1/3が歯面から離れないよう意識を集中させ、細かくストロークする
- 根面や歯肉の負担を減らすため、ストローク回数は最小限に留める
- ストローク回数を減らすため、しっかりシャープニングしておく

"こだわり"をルーティンワーク化する

　私は、歯周治療で結果を出すためには、"こだわり"を多くもち、それを継続することが大切だと思っています。もちろん歯周治療だけでなく、アシスタントワークや患者さんとのコミュニケーションなど、毎日繰り返し行っている業務をこだわることが結果を出すことにつながるのだと思います。こだわりをルーティンワーク化することで精度や感度がさらに向上し、それが専門家としての自信となり、患者さんとの信頼関係を深めることにもつながっていくのだと思います。

　薄い歯肉の部位にSRPをする際のこだわりは、とにかく歯肉を傷つけないことです。実際に行っている内容は、無麻酔下で拡大鏡を使い、適切なスケーラーでていねいにSRPをすることです。麻酔を使わない理由は、患者さんの反応を見ながら行うことで、よりていねいなSRPができて、施術時間も長くとることができるからです。そして患者さんに、痛みを伴う治療というネガティブなイメージを与えないためでもあります（患者さんの希望によっては麻酔下で行っています）。拡大鏡はSRP時だけでなく、そのほかの口腔内での作業時にも使います。拡大鏡の使用によって、よりていねいなSRPが可能となり、歯肉を傷つけにくいだけでなく、歯石の取り残しを減らすこともできます。

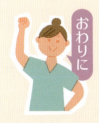

「感性を養うためには経験が必要」と考える方が多いのではないでしょうか。「歯周治療を成功に導く」「メインテナンス中の変化に気づける」、このような感性をもった歯科衛生士になるためには、経験だけでなくエビデンスに基づく知識も必要だと私は思っています。知識がなければ気づけないことは多く、翻って正しい知識は自信の裏づけとなり、感性を養うことにもつながります。本稿の知識が、読者の皆さんの感性を養う1つのツールになりましたら幸いです。

参考文献　1）吉江弘正，伊藤公一，村上伸也ほか編：臨床歯周病学 第2版．医歯薬出版，2013．

Chapter 4-②

叢生歯列

熊本宏美

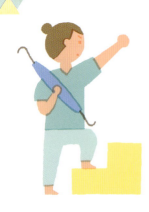

「叢生歯列」ではスケーラーが届かなかったり，届いたとしても動かせなかったりと，難しいと感じられている方が多いのではないでしょうか．本稿では，手用スケーラーの選択を中心に，叢生歯列のSRPに関する悩みを解決する方法を，抜去歯をマウントした練習用の模型を用いて考えていきます．

- **STEP 1** 叢生歯列のSRPを困難にさせる二大要因
- **STEP 2** スケーラーが入らない場合の解決方法
- **STEP 3** スケーラーが動かせない場合の解決方法
- **STEP 4** ストロークモーションの考察

STEP 1 叢生歯列のSRPを困難にさせる二大要因

　叢生歯列のSRPが困難であるのには，大きく2つの要因が考えられます．1つは，「スケーラーがポケットに入らない」からです．入らないのは，歯肉が寄せられ肥厚している（図1-①），歯根が近接している（図1-②），歯石で空隙が埋めつくされている（図1-③）など，いずれも"ポケット内が狭い"という理由のためです．

　もう1つは「スケーラーが動かせない」からです．近接している歯の歯軸の向きが乱れていると（図2-①），ストローク時にシャンクが近接歯に当たるなど操作の障害になることがあります（図2-②）．

　SRPは通常どおり，部位やポケットの深さを考慮し行いますが，特に

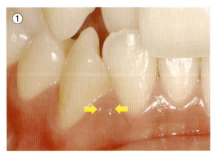

歯肉が寄せられ肥厚している

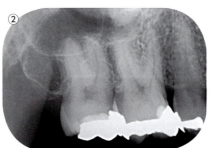

歯根が近接している

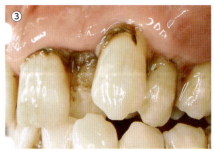

｜1 2 3 の唇側歯頸部が歯石で埋めつくされている

図1　スケーラーがポケットに入らないケース

大切なことはスケーラーの選択です．それでは叢生歯列のSRPを困難にさせるそれぞれの要因における，器具の選択と操作を考えていきましょう．

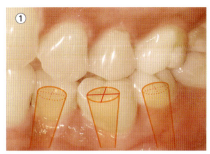

近接している歯の歯軸の向きが乱れていると，スケーラーの操作に戸惑うことがある

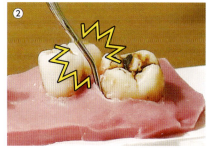

グレーシーキュレット12を使用．シャンクが近接歯に当たってしまう

図2　スケーラーが動かせないケース

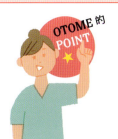

OTOME的 POINT

スケーラーが入らないということは，プローブやエキスプローラーも挿入しにくいということ．X線写真を参考に，骨吸収や縁下歯石の有無を把握しておく必要があります！

図1-③と同部位のX線写真．歯石に埋めつくされているのでプローブが入らない（入りにくい）が，X線写真で骨吸収が確認できる．はじめは正しくプロービングできず，数値が実際より小さくなることもあるが，「深いはず」という意識をもつことが大切．規格写真だけでなく，叢生部位を中心に定めたX線写真の撮影も有用

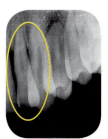

オーバー，怖い？

Dr.Hiroのちょっと深掘り

　SRP後に象牙質知覚過敏症が起こると，オーバーインストゥルメンテーションが怖くなる．この"オーバー恐怖症"になるとSRPに対して及び腰になるために，今度はアンダーに傾いていく．そしてアンダーに居ついてしまうと象牙質知覚過敏症は減るかもしれないが，残石の多いSRPしかできなくなってしまう．こうしてまた一人"SRPできない歯科衛生士"が誕生する．

　そもそも象牙質知覚過敏症が起こった原因を考えなければならない．歯石の探知能力が低いために不要なルートプレーニングをしていたり，ブレードの先端の位置が把握できていないために，想定外の根面を無意識に削っているかもしれない．深い部位と同じ感度で浅い部位を触っていると，ざらつきが気になってついついオーバーになることもある．また患者さんのブラッシングに原因があったり，酸蝕症が背景になっていることもあるので要注意だ．

　SRPのトレーニングをするときに，いきなり"オーバーにならないSRP"から入ってはいけない．これではいつまで経っても残石の多いSRPしかできない．まずはしっかり歯石の取れるSRP，つまり"アンダーにならないSRP"を極めることから始めてほしい．"アンダーにならないSRP"の後に"オーバーにならないSRP"はできるが，その逆はできないのだ．いやほんと．

STEP 2　スケーラーが入らない場合の解決方法

叢生により歯肉が寄せられて肥厚している場合や歯根が近接している場合は，前に述べたように歯肉溝内が狭くなっているので，前歯だけではなく臼歯でもシックルスケーラー（図3）やシャープニングをしてブレードの幅が細くなったキュレット（図4）を使用することもあります．叢生が強くスケーラーが入らない場合も，除去される歯石の逃げ場を確保するため，基本どおり歯肉縁上歯石から除去します．縁上にはシックルスケーラーを，縁下にはグレーシーやユニバーサルキュレットを用います．

歯肉縁上において，シックルスケーラーは先端がとがっているので，狭い部位にも手が届きます．ブレードの先端3mmほどを歯面に当てて，歯肉辺縁部（コンタクトポイントから遠い部分）からコンタクト

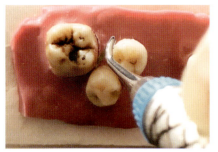

図3　臼歯部用のシックルスケーラーの使用（Nevi2／ヒューフレディ）

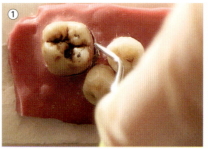
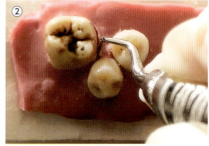

図4　ブレードの幅の違い
シャープニングしてブレードの幅が細くなったユニバーサルキュレット（①）は，新品（②）に比べ，歯肉の剥離が小さい（ユニバーサルランガーキュレット1/2／ヒューフレディ）

歯肉縁上

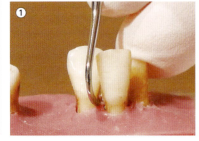
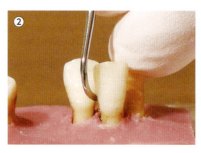

シックルスケーラーを使用して歯肉辺縁部から始める

コンタクトポイントに向かって進めていく

図5　歯肉縁上の歯石除去

歯肉縁下

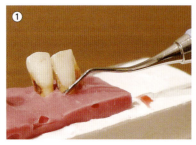
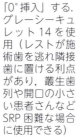
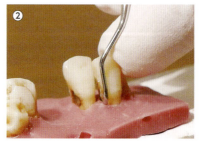

「0°挿入」する．グレーシーキュレット14を使用（レストが施術歯を逃れ隣接歯に置ける利点があり，叢生歯列や開口の小さい患者さんなどSRP困難な場合に使用できる）

除去した歯石の空間を確保するために，歯肉辺縁付近から徐々にポケットの深い部分に進めていく

図6　歯肉縁下の歯石除去

ポイントのほうへ進めていきます（図5）．この順序は，スケーラーの可動域を保つ空間を確保するためです．

歯肉縁下への挿入において，キュレットタイプのスケーラーはフェイスを傾けて操作するので，ブレードの幅はあまり気になりませんが，「0°挿入*」でフェイスを歯面に向かい合わせ，無理なく挿入できるようにします（図6）．図1-①のような肥厚した歯肉にはキュレットが入りにくいので，トゥのフェイスを歯面に対し確実に0°に合わせて挿入することが大切です．挿入できたら，歯周ポケットの浅い部位から深い部位へ進めます．これで先に縁上歯石を除去し，確保した歯石の逃げ場となる空間をうまく利用できます．

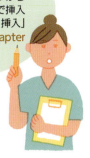

＊本書では，歯面にフェイスを0°の角度になるように向かい合わせ，トゥからていねいにヒールまで挿入する手技のことを「0°挿入」としています（☞Chapter 3-②）

OTOME的 POINT ★ ポジショニング

キュレットのターミナルシャンクに適度な側方圧をかけて，歯面と平行のままストロークでき，かつ身体に負荷のかからないポジションを考えます．側方圧とは，カッティングエッジを歯面に押しつける圧力のことで，親指もしくは中指で力を加えます（☞Chapter3-②）．

STEP 3　スケーラーが動かせない場合の解決方法

動かせない場合は，シャンクが大きく屈曲しているキュレットを選びます．操作するうえでシャンクが邪魔にならなければキュレットは動きます．近接している歯の歯軸の向きが乱れていることが操作を複雑にしているので，使い慣れたグレーシーキュレットから派生したタイプのキュレットを用いると混乱を解消できます．

たとえば，臼歯部の叢生で操作が困難な場合には，グレーシーキュレット15/16（近心用），17/18（遠心用，ともにヒューフレディ），もしくはそれらと同じデザインのユニバーサルランガーキュレット3/4，17/18（ともにヒューフレディ）を使用しています．ユニバーサルランガーキュレットは，ユニバーサルキュレットと同様にターミナルシャンクとフェイスの角度が90°で，フェイスの両側にブレードが付与されていますが，私たちが使い慣れているグレーシーキュレットと同じシャンクやブレードの形状をしています．

操作は通常どおり，歯肉が邪魔にならないように「0°挿入」した後，ターミナルシャンクを起こします．グレーシーキュレットであればターミナルシャンクは歯根面と平行にし，ユニバーサルキュレットであれば歯軸方向へ約20°傾けます．その後，無理なくターミナルシャンクの角度を維持できる部位にレストを置けば操作できます．

遠心では屈曲の大きいグレーシーキュレット 17/18，もしくはターミナルシャンクを近心方向へやや傾けられるユニバーサルランガーキュレット 17/18 が操作しやすいです（図7）．また，近心ではグレーシーキュレット 15/16 がほどよく屈曲していて使いやすいです（図8）．

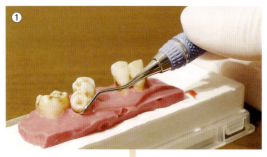

「0°挿入」する

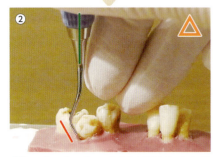

グレーシーキュレット 14 を起こしたところ．近接歯はシャンクの邪魔になっていないが，ハンドルが対合歯に当たるのでテクニックが必要

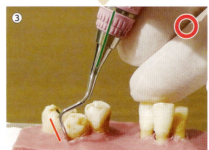

グレーシーキュレット 17 を起こしたところ．ハンドルが傾いているので操作は容易

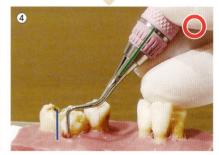

ユニバーサルランガーキュレット 17 を起こしたところ．ターミナルシャンクをやや倒せるので操作は容易

図7 遠心へのアプローチ

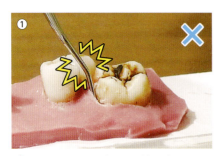

グレーシーキュレット 12 を使用するとシャンクが近接歯に当たってしまう

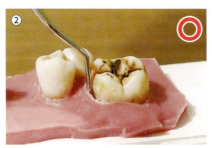

グレーシーキュレット 16 を使用．屈曲がほどよく近接歯を避けられる

図8 近心へのアプローチ

STEP 4 ストロークモーションの考察

キュレットを動かすことができる条件である「歯面とターミナルシャンクを平行にすること」ができれば、次はストロークです。叢生歯列周辺の歯肉や骨の形態は前に述べたとおり、厚みがあればストロークの邪魔をし、薄ければ繊細なストロークが必須になります。いずれにせよ基本が大切で、それを見失うとストロークが困難になり、組織にダメージを与えてしまいます。

ここでは、おもに「前腕回転運動」の注意点を確認しましょう（ Chapter3-②）.

前腕回転運動のメリットとデメリット

叢生歯列における前腕回転運動（図9）では、インストゥルメントを挿入し、ターミナルシャンクを歯面と平行にするところまでは、一定のリズムで行いやすく、またレストも安定しているため、操作性はよいでしょう。

しかしストロークを終えるあたりからターミナルシャンクが歯肉を広げてしまうこともあり（図10）、叢生歯列で肥厚している歯肉や歯根が近接している薄い歯肉では、痛みや挫滅などの負担が大きくなる可能性があります。加えて、ストロークに対しては、注意が必要です。Chapter3-②で述べましたが、前腕回転運動によるストロークは、ターミナルシャンクと歯面が平行になる時間が短く、歯面とカッティングエッジの適切な角度を維持することや一定の側方圧を維持することが難しいです（図11）。

前腕回転運動

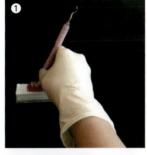
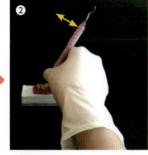

図9　前腕回転運動のストローク前後

ハンドルが横に動く

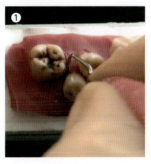
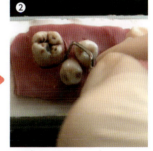

図10　前腕回転運動の注意点その1

①ストローク前，②ストローク後．部位によっては、ストローク後にターミナルシャンクが歯肉を広げることがある

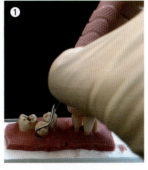
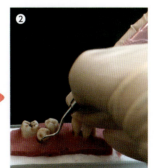

図11　前腕回転運動の注意点その2

ストローク前はターミナルシャンクと歯面は平行だが（①）、ストローク後、平行関係が失われている（②）

そのほかのストロークモーション

手根関節運動（図12）でも，ストロークの終盤で歯肉を広げてしまい負担が大きくなります（図13, 14）．前腕回転運動と手根関節運動に比べ，引く運動（図15）はターミナルシャンクと歯面を平行に維持できるメリットがあり，狭い歯肉溝内でダメージを極力与えることなく，SRPを行うことができます（図16，表1）．

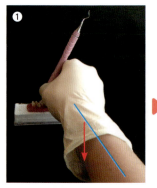

図12　手根関節運動のストローク前後
ハンドルが縦に動く

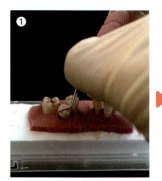
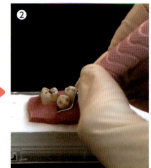

図13　手根関節運動の注意点その1
ストローク前，ターミナルシャンクは歯面と平行（①）．ストローク後もターミナルシャンクが歯面と平行だが，歯肉が押し広げられている（②）

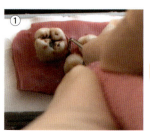

図14　手根関節運動の注意点その2
ストローク終盤で歯肉が広がってしまう

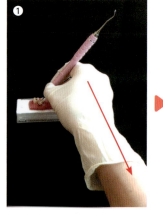
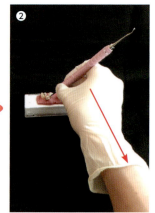

図15　引く運動ストローク前後
手の形を維持しながら肘から腕ごと引くように行う

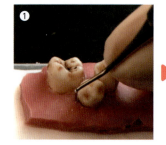
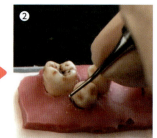

図16　引く運動のメリット
ストローク後，シャンクの角度は変わらず，歯肉の広がりもない

表1　3つのストロークモーションのまとめ
手指屈伸運動は手根の神経群に負荷がかかるため，筆者らは採用していない

ストロークモーション	メリット	注意が必要な点
前腕回転運動 （ロッキングモーション）	・固定指を軸にキュレットを容易に動かせる	・歯面とターミナルシャンクの平行性が一瞬で失われる ・ブレードのヒール部で歯肉を押し広げてしまうことがある
手根関節運動 （リストモーション）	・歯面とターミナルシャンクの平行性を保ちながらストロークできる	・ブレードのヒール部で歯肉を押し広げてしまう
引く運動 （プルモーション）	・歯面とターミナルシャンクの平行性を保ちながらストロークできる ・歯肉を押し広げにくい	

 ## まとめ

スケーラーの特徴を整理し（表2），叢生などイレギュラーなときに使うスケーラーを用意しておくことがポイントです．そして，SRPを行ううえでは，除去した歯石が逃げられる空間を確保しスケーラーを動かしやすくするために，歯石を一気に除去しようとせず，すこしずつ進めていくことも大切です（図17）．キュレットの選択について，個人的にはターミナルシャンクが3mm長いアフターファイブが好みで，シャープニングをしてミニファイブに近づけていくことができる利点もあります．シャープニングで切れ味を保ちつつ，相似形に小さくしていくことが重要です（☞ Chapter3-①）．

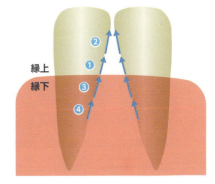

図17　歯石を除去する順番
除去した歯石が逃げられる空間を確保するために，歯石をすこしずつ除去していく

表2　本稿で使用したスケーラーの一覧　　*ヒューフレディの場合

シックルスケーラー	6/7	歯肉縁上	
グレーシーキュレット	13/14	遠心用	アフターファイブあり*
	15/16	近心用（改良系）	アフターファイブあり*
	17/18	遠心用（改良系）	
ユニバーサルランガーキュレット	3/4	グレーシーキュレット13/14に類似	アフターファイブあり*
	17/18	グレーシーキュレット17/18に類似	

OTOME的POINT 新しいグレーシーキュレット「パティソンライト」(ヒューフレディ)の考察

叢生などの狭いポケットを操作するために開発された「パティソンライト」．通常のグレーシーキュレットとの最大の違いは，ターミナルシャンクに対してフェイスが60°（通常70°）に傾いていることです．それに加えて，シャンクが長くブレードもタイトになっているので，ポケットへの挿入は驚くほど容易でした．操作はシャンクをやや歯軸と反対に傾ける必要があるので，ポケットを広げないようにストロークする必要があります．遠心ではターミナルシャンクを歯面と平行以上に開くので対合歯に当たってしまいますが，近心ではハンドルがやや倒せるので，開口量が少ない症例には選択できます．

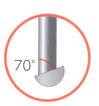

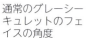

通常のグレーシーキュレットのフェイスの角度 ／ パティソンライトのフェイスの角度

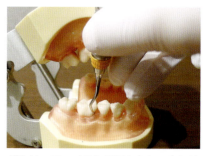

挿入は，フェイスと歯面を向かい合わせるのが容易

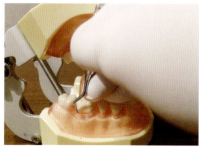

遠心では，ターミナルシャンクを適切な角度にすると，ハンドルが頬や対合歯に接触しやすい

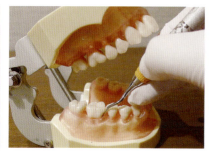

近心では，ハンドルが傾くので，操作しやすい

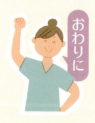

おわりに

　本稿では，叢生歯列にも対応できるようインストゥルメント選択の応用について説明しました．しかし，基本の操作は叢生の有無によって変わるものではありません．「基礎」があってはじめて「応用」させることができるのです．

　「入らない」「動かない」というときには，気持ちが焦ってしまいます．自分の施術が基本に倣っているか，気持ちが落ち着いているかを客観的にみつめることが一番大切です．諦めずに根気強く，心をフラットにしてSRPに臨みましょう！　本稿が，基礎を深くみつめなおす機会になれば幸いです．

Chapter 4-3

根面溝（上顎第一小臼歯近心）

上田智子

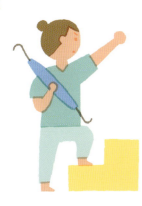

　本稿では，歯周ポケットが残りやすい「上顎第一小臼歯」について考えていきます．なぜ，この部位には歯周ポケットが残りやすいのでしょう．それは上顎第一小臼歯の近心面には，解剖学的特徴として歯根に大きいへこみ（＝根面溝）があるからです．その根面溝に沿ってプラークが侵入，停滞して歯周ポケットが形成されるうえ，SRP時にはこのへこみを見落としやすく，歯石の取り残しも多くなります．的確なSRPを行うためには，根面溝を含めた根面形態をしっかりイメージすることが大切です．

- **STEP 1** 上顎第一小臼歯の解剖学的知識のおさらい
- **STEP 2** 根面溝に対応したSRP
- **STEP 3** ポジショニングの考え方
- **STEP 4** ポジショニングの応用

こんな経験はありませんか……

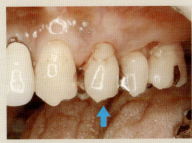

プラークコントロールは良好で，咬合も安定している

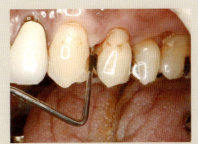 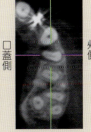

しかし，プローブを挿入してみると，⌊4近心面に6mmの歯周ポケットが！　歯槽骨も吸収していた！

STEP 1　上顎第一小臼歯の解剖学的知識のおさらい

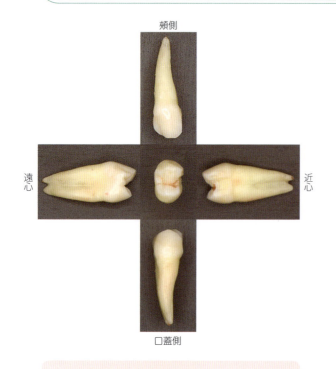

- 近遠心的圧扁が強い
- その程度は近心のほうが遠心より強い
- 1歯根と2歯根（頬側根と舌側根）が存在する

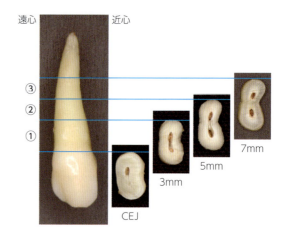

近心には根面溝があり，根尖に向かうほど深くなる
① CEJ〜3mm　へこみはほとんどない
② 3〜5mm　ゆるやかなへこみ
③ 5〜7mm　へこみ，縦溝が大きくなる

図1　上顎第一小臼歯（4⏌）の歯根の形態
根面溝はポケットの深さによって，形が変化することを理解しておくことが必要

歯根形態はおもしろい

Dr.Hiroのちょっと深掘り

　すべての歯根がインプラントのように単純な円柱形だったら，歯科衛生士の仕事はどうなっていただろう？たしかに仕事は楽になるかもしれないが，きっとスーパー歯科衛生士やカリスマ歯科衛生士も輩出されにくくなるのではないだろうか？　だって，まったくフラットでまっすぐなゴルフコースでトーナメントをしても，あまり差が出てこないだろうし，バンカーも林もラフもないコースでは，プレイしている本人もおもしろくないし，それを見ている人たちもおもしろくない．今後，歯根形態が円柱形になることはないのだから（きっと），複雑な歯根形態は神さまがわれわれに残した"チャレンジ精神"という置き土産と考えたい．SRPで攻略するためには，どこにバンカーがあって，どこのラフが深いか，どの方向に打たなければならないか熟知していなければならない．つまり歯根形態が頭に入っているというのはチャレンジャーの常識なのだ．いまからSRPする歯根の断面図は"サラサラッ"と描けて当たり前．その常識のうえに，患者さん固有の形態を上書きしてはじめてSRPのスタートである．ちなみに私はゴルファーではない……．

根面溝（上顎第一小臼歯近心） Chapter 4-3

STEP 2　根面溝に対応した SRP

ここでは，根面溝が現れやすい近心を取り上げ，ポケットの深さに応じた SRP についてまとめます．

SRP ①　浅い歯周ポケット（浅い根面溝）

　浅い歯周ポケットで根面溝のへこみが小さい場合，オリジナルのブレードのキュレットを使用し，頰側・口蓋側から垂直ストロークを行います（図 2-①）．このとき，根面溝のへこみをイメージし，ブレードがつねに根面に当たるように意識します（図 2-②）．

　シャンクが倒れていると，ヒールで歯肉を傷つけてしまいますし（図 2-③），ブレードの先端が離れていると，へこみの歯石を取り残してしまいます（図 2-④）．

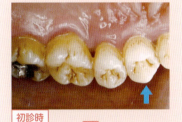

初診時 55 歳の女性

初診時
SRP後

4mm，BOP（＋）の 4│近心ポケットへ垂直ストロークで SRP．2mm，BOP（－）に改善

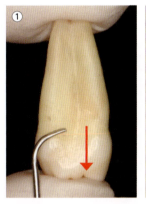
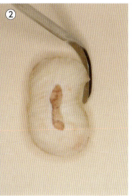
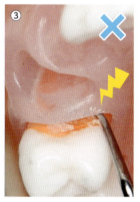
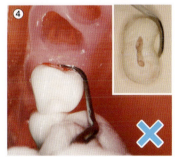

図2　浅い根面溝への SRP
① オリジナルのブレードによる垂直ストローク
② 根面溝のへこみをイメージし，ブレードの先端がつねに根面に当たるよう意識する
③ シャンクが倒れ，ヒールで歯肉を傷つけている
④ ブレードの先端が根面から離れ，へこみの歯石を取り残してしまう

SRP ②　5～7mmの歯周ポケット（深い根面溝）

　根面溝のへこみが大きくなってくるので，垂直ストロークでは処置できなくなります．オリジナルのブレードのキュレットを使用し，水平ストロークで行います（図3-①②）．先端を根尖方向に向け，終点を決めてPULLのストロークをしましょう．

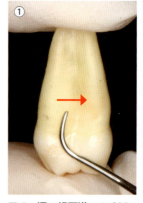
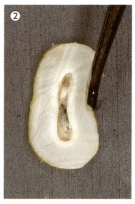

6mm, BOP（＋）の|4近心ポケットへ水平ストロークでSRP．3mm, BOP（－）に改善

図3　深い根面溝へのSRP
① オリジナルのブレードによる水平ストローク
② 幅が狭いため，1～2mm程度のストロークで慎重に行う

SRP ③　狭く深い歯周ポケット（深い根面溝）

　ポケット底への到達性を考え，ブレードが小さいキュレットを使用し，垂直ストロークを行います（図4-①②）．

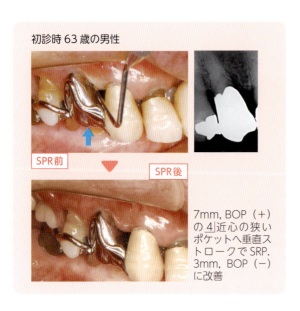

7mm, BOP（＋）の4|近心の狭いポケットへ垂直ストロークでSRP．3mm, BOP（－）に改善

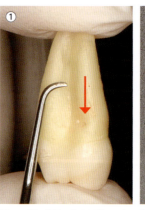
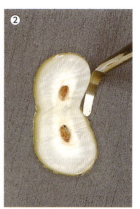

図4　狭く深い歯周ポケットの根面溝へのSRP
① ブレードが小さいキュレットによる垂直ストローク
② へこみをイメージし，ブレードがつねに根面から離れないようにストロークを行う

根面溝とSRPのまとめ

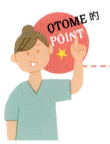

根の形態とポケットの形状の分類		ストローク		選択するキュレット
浅い歯周ポケットでへこみが小さい場合		垂直ストローク		オリジナルのブレード
5〜7mm程度の歯周ポケット		水平ストローク		オリジナルのブレード
狭く深い歯周ポケット		垂直ストローク		ミニタイプのブレード

STEP 3　ポジショニングの考え方

　ポケットの形や深さによって垂直ストロークで対応するか，もしくは水平ストロークかと戦略を練っていきますが，ストロークに応じてポジショニングも工夫しなければなりません．

　たとえば，の近心面を口蓋側からアプローチする場合で考えてみます．浅いポケットと狭く深いポケットで行う垂直ストロークの場合，フロントポジション（8時）での操作が有効です（図5-①）．ちなみに，サイドポジション（9時）で垂直ストロークを行おうとすると，肩と肘が上がりすぎて施術に難しさを感じます（図5-②）．

　一方，フロントポジションで水平ストロークを行うと，腕が引きづらいため，施術しにくくなります．そのため，サイドポジションに移動します（図5-③）．肘を引く動きが可能となり，水平ストロークの施術が行いやすくなります．

　やはりストロークによって，ポジショニングを変えることが必要と考えます．

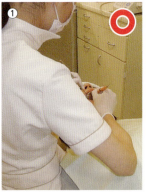 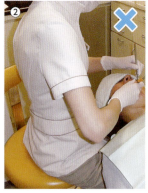 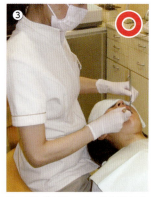

① フロントポジションで垂直ストローク

② サイドポジションでの垂直ストロークは，肩と肘が上がって施術しにくい

③ サイドポジションで水平ストローク

図5 ポジションとストローク

STEP 4　ポジショニングの応用

ストロークとポジショニングにバリエーションがあると，今回お伝えしたように歯根形態によって異なる対応ができることはもちろん，たとえば開口度の小さい患者さんへの対応や，患者さんが大柄でフロントポジションからの施術が難しい場合の対応も可能になります．

私たちが学生のときに学んできた施術時のポジショニングは基本中の基本ではありますが，より多くの引き出しをもち，臨床に応用していきましょう．

4│頬側：垂直ストローク

患者さんの頭の向き	正面　or　やや右を向く	レスト	遠心隣在歯
ヘッドレスト	やや後ろへ倒す	ポジション	10～11時

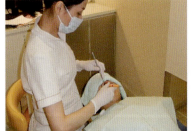 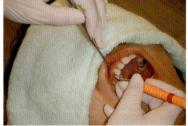 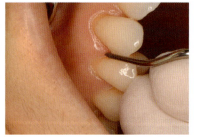

図6　4│頬側：垂直ストローク

4│頬側：水平ストローク

頬側からのアプローチにおいて，水平ストロークは適していません．

4̄ 口蓋側：垂直ストローク

患者さんの頭の向き	やや右を向く	レスト	対合歯 or 口腔外
ヘッドレスト	後ろへ倒す	ポジション	7〜8時

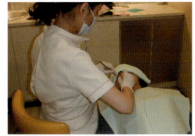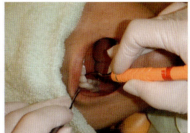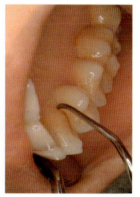

図7　4̄ 口蓋側：垂直ストローク

4̄ 口蓋側：水平ストローク　＊ミニタイプのキュレットは不適

（ミラー視の場合）	＊直視の場合，患者さんの頭の向きを右に，ヘッドレストをしっかり後ろへ倒す		
患者さんの頭の向き	やや右を向く	レスト	遠心隣在歯 or 口腔外
ヘッドレスト	やや後ろへ倒す	ポジション	12〜1時

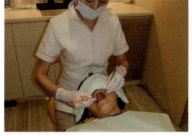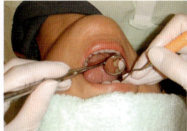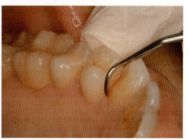

図8　4̄ 口蓋側：水平ストローク　　　　　　　　　　　　　　　＊施術部位が見えるように撮影

4̄ 頬側：垂直ストローク

患者さんの頭の向き	やや右を向く	レスト	近心隣在歯 or 対合歯 or 口腔外
ヘッドレスト	やや後ろへ倒す	ポジション	9〜10時

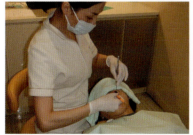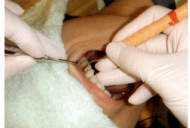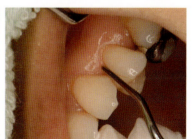

図9　4̄ 頬側：垂直ストローク

|4 頬側：水平ストローク

頬側からのアプローチにおいて，水平ストロークは適していません．

|4 口蓋側：垂直ストローク

患者さんの頭の向き	正面 or やや左を向く	レスト	対合歯 or 口腔外
ヘッドレスト	やや後ろへ倒す	ポジション	8〜9時

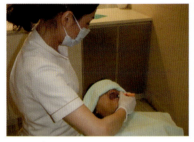
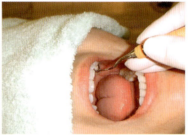
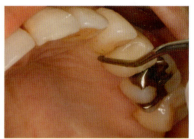

図10 |4 口蓋側：垂直ストローク

|4 口蓋側：水平ストローク　＊ミニタイプのキュレットは不適

患者さんの頭の向き	やや左を向く	レスト	口腔外
ヘッドレスト	やや後ろへ倒す	ポジション	9〜10時

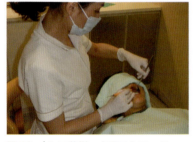
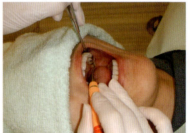
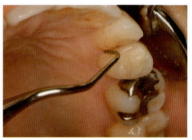

図11 |4 口蓋側：水平ストローク

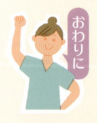

おわりに

卒後3年経ったころ，「あれ？……どうしてここにポケットがよく残るのかな？」と壁にぶつかったのが，上顎第一小臼歯近心面でした．フラップ手術で歯肉を開いてもらい，根面溝に残った歯石を直視したときのショックはいまでも鮮明に覚えています．

このことをきっかけに外の世界へと飛び出して，たくさんのセミナーを受講するようになり，いまでは臨床におけるブレない軸をみつけることができたと思っています．けれど，そうはいっても臨床は難しい……．同じケースは2つとなく，卒後20年経っても試行錯誤と緊張の連続です．

本稿が皆さんの一助となり，患者さんと皆さんが一日でも早くハッピーになれることを心から願います．

Chapter 4-4

小臼歯舌側傾斜

森下明子

　臨床を行ううえで，下顎の小臼歯が舌側に傾斜している患者さんをよく見かけませんか？　小臼歯舌側傾斜の原因はさまざまありますが，私たちが歯周治療を行う際，苦労する症例の1つです（図1）．そのような症例に遭遇したとき，どのようにアプローチしていけばよいのか……，今回は小臼歯舌側傾斜について考えていきたいと思います．

- **STEP 1** 小臼歯舌側傾斜の問題点
- **STEP 2** キュレットの選択
- **STEP 3** ポジショニング
- **STEP 4** レスト（固定）　①患者さんの顔を右に傾けて行う部位
  　　　　　　　　　　　　②患者さんの顔を左に傾けて行う部位
  　　　　　　　　　　　　③患者さんの顔を正面にして行う部位

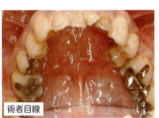
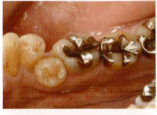
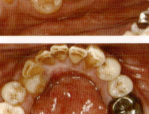

先天的要因
- 歯数の異常
- 歯の形態異常
- 口腔内組織の形態異常
  など

後天的要因
- 食習慣（軟食，早食い，丸呑み）
- 口呼吸
- 口腔習癖
- 態癖
  など

図1　小臼歯舌側傾斜の症例とその要因

STEP 1　小臼歯舌側傾斜の問題点

　小臼歯舌側傾斜のケースで，まず近遠心的に問題になるのは，隣在歯と面で接触し，歯根も近接していることです（図2）．そのため，スケーラーが挿入しにくく，歯石を取り残してしまいがちです．X線写真やエ

キスプローリングで歯石がどこに沈着しているのかなど、事前にしっかり情報を得ておくことが大切です。

また、頬舌的な問題として、図3のように歯根の一部が骨からはみ出しているためにその部位の骨レベルが下がっていて、歯肉退縮を起こしていることがある点があげられます。そのような箇所でむやみにスケーラーを動かすと、歯肉を傷つけ、さらなる歯肉退縮を引き起こすことになりかねません。骨や歯肉の形態もきちんと把握しておくことが必要になります。

頬舌的な問題については、3次元的に撮影するCT画像であれば、その骨幅の情報を得ることが可能ですが、X線写真だけでは確認することができません。エキスプローラーによる探知能力とイメージ力がより必要になります。

個人的には、比較的先端が細く、シャンクがグレーシーキュレットと同じ形態のエキスプローラーはキュレット操作をイメージしやすいので、よく使用しています（図4, ☞ Chapter2-②）。

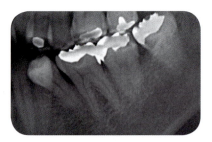

図2 近遠心的な問題
⌊5が4⌋と面で接触している

図3 頬舌的な問題
歯根の一部が骨からはみ出してしまうことがある

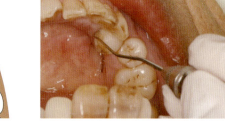

図4 エキスプローラー11/12を使用
キュレットを挿入する状況をイメージしやすい

インストゥルメントの材質

Dr.Hiroのちょっと深掘り

スケーラーには「ステンレススチール」が使われている。「タングステンカーバイド」のような超合金が使われたこともあるようだが、少なくともいままでは使われていない。超合金は"金属を削るための金属"なのでとっても硬い。ということは刃こぼれしにくく、長持ちする……、かわりにシャープニングは相当大変である。

ステンレススチールといっても配合する金属の種類や配合比率によってたくさんの種類がある。スケーラーでは部位によって、そしてメーカーによってそれらを調節しているようだ。メーカーによる調節は企業秘密とのことなので、ここでは部位による調節について考えてみたい。

通常、ブレードとハンドルでは使っているステンレスの種類は違う。ためしに磁石で引っつくかどうか調べてみてほしい。ハンドルには引っつかないのに、ブレードには引っつくはずだ。これはハンドルに「オーステナイト系ステンレス」、ブレードに「マルテンサイト系ステンレス」が使われているからである。オーステナイト系は台所用品などでも採用される一般的なステンレスだが、マルテンサイト系は焼き入れ、焼きなましができるため、硬くて刃こぼれしにくい。そのため日本刀や和包丁のような刃物に使われる。なぜか"和風"な金属でとってもうれしくなってしまう私です。

STEP 2　キュレットの選択

歯面が重なっている隣接面には，シャープニングされてある程度ブレードが細くなったオリジナルのキュレットやアフターファイブが，容易に挿入できて使いやすいです（図5-①）．舌側の歯頸部にはしっかりブレードがあるものを（図5-②），頬側の幅の狭い中央部にはミニファイブを（図5-③）使用します．

基本は垂直ストロークで行いますが，舌側中央部はポジショニングを変えて水平ストロークで対応することもできます．同じように頬側の中央部も，ブレードが細く長さがあるものを使用すると水平ストロークで行えます．歯の傾斜具合や患者さんの開口度に合わせて適した方法を考えましょう（ Chapter4-②）．

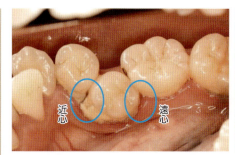
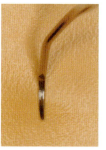

① 隣接面
近心：アフターファイブ11/12（リジッド），バックポジション
遠心：アフターファイブ13/14（リジッド），バックポジション

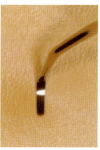

② 舌側面
アフターファイブ12（リジッド），バックポジション
〈水平ストロークの場合〉
アフターファイブ12，または14（リジッド），フロントポジション

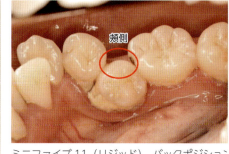
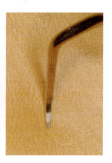

③ 頬側面
ミニファイブ11（リジッド），バックポジション
〈水平ストロークの場合〉
アフターファイブ11，または13（リジッド），フロントポジション

図5　舌側傾斜した|5|へのアプローチ
写真は「術者目線」

OTOME的 POINT

最初にある程度，超音波スケーラーやシックルスケーラーで縁上歯石をしっかり除去しておくと，効率よく縁下を触ることができます．また，シャンクが大きく屈曲したグレーシーキュレットやユニバーサルキュレットがあると，さらに施術の幅が広がります！（ Chapter4-②）

STEP 3　ポジショニング

小臼歯舌側傾斜は，きれいに並んでいる歯列とは違いスケーラーが操作しにくいので，ポジショニングがとても大切です．たとえば，下顎右側小臼歯の場合，まず患者さんの顔をしっかり右に傾けます（図6）．そうすることによって肩が上がらず，肘もまっすぐ伸びて，楽な姿勢で施術できます．

次に術者のポジションを決めます．基本的には頰側も舌側も，フロントポジション，バックポジションのどちらでも行えます（図7）．バックポジションの場合には，12時の位置より1～2時からのほうが歯面に対してターミナルシャンクを平行にしやすいです．歯の傾斜具合や，患者さんの開口度に合わせて，施術しやすい場所にポジショニングしましょう．

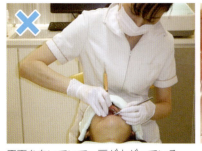
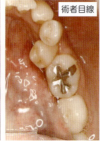

正面を向いていて，肩が上がっている

下顎右側の場合は，患者さんの顔を右にしっかり傾ける

図6　患者さんの顔の位置

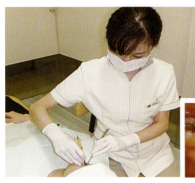
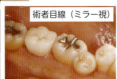
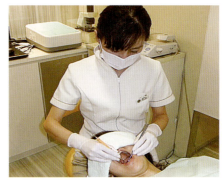
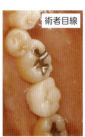

図7　フロントポジションとバックポジション

小臼歯舌側傾斜 Chapter 4-4

STEP 4　レスト（固定）

　ポジショニングが決まったら，最後にレストをとります．フロントポジションの場合には前歯部のあたりに，バックポジションの場合には隣在歯もしくは対合歯にレストをとります．あまり決まった位置にとらわれず，レストは自分の一番安定しやすい場所に置きましょう．それでは，実際に患者さんの顔の向きごとに見ていきます．

① 患者さんの顔を右に傾けて行う部位

　$\overline{5}$舌側面にSRPを行う場合は，患者さんの顔をしっかり右に傾けます（図8）．バックポジションは1～2時，フロントポジションは7～8時で行います．

① $\overline{5}$舌側近心面

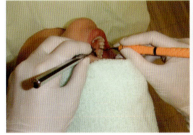

グレーシーキュレット12（アフターファイブ）
バックポジション（1～2時）
レスト　対合歯
垂直ストローク

② $\overline{5}$舌側遠心面

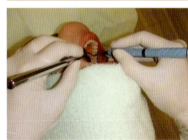

グレーシーキュレット13（アフターファイブ）
バックポジション（1～2時）
レスト　対合歯
垂直ストローク

③ $\overline{5}$舌側面（バックポジションの場合）

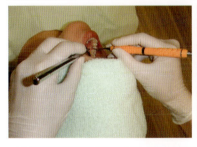 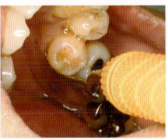

グレーシーキュレット12（アフターファイブ）
バックポジション（1時）
レスト　対合歯
垂直ストローク

④ $\overline{5}$舌側面（フロントポジションの場合）

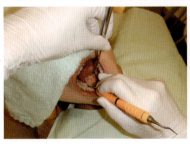 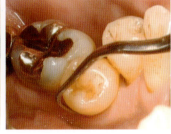

グレーシーキュレット12，または14（アフターファイブ）
フロントポジション（7～8時）
レスト　近心歯
水平ストローク

＊右の写真はミラー視

図8　患者さんの顔を右に傾けて行う部位

② 患者さんの顔を左に傾けて行う部位

「5̲ 舌側面に SRP を行う場合は，患者さんの顔をしっかり左に傾けます（図9）．バックポジションは 11 〜 12 時の位置，フロントポジションは 7 〜 8 時の位置です．

① 5̲ 舌側近心面

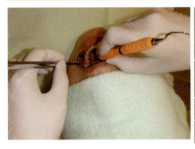

グレーシーキュレット 11（アフターファイブ）
バックポジション（11 〜 12 時）
レスト　近心歯
垂直ストローク

② 5̲ 舌側遠心面

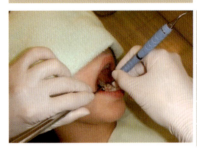

グレーシーキュレット 14（アフターファイブ）
フロントポジション（7 〜 8 時）
レスト　近心歯
垂直ストローク

③ 5̲ 舌側面

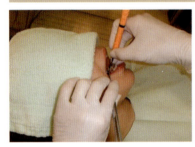 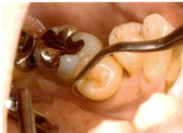

グレーシーキュレット 11，または 13（アフターファイブ）
フロントポジション（7 〜 8 時）
レスト　近心歯
水平ストローク

図9 患者さんの顔を左に傾けて行う部位

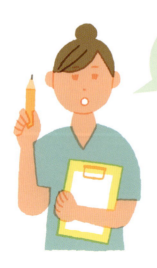

> 細い・長い・短いブレードのスケーラーをスタンバイさせ，患者さんにお顔の向きを協力していただくことでステップアップ！！

③ 患者さんの顔を正面にして行う部位

 5|5 頬側面にSRPを行う場合は，右側も左側も患者さんの顔を正面にします（図10）．また，ミニファイブを使用する場合はバックポジションで行います．

① 5̄|頬側面

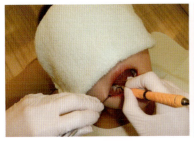 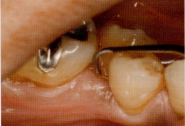

グレーシーキュレット 11, または 13（アフターファイブ）
フロントポジション（7〜8時）
レスト　近心歯
水平ストローク

② 5̄|頬側面（ミニファイブの場合）

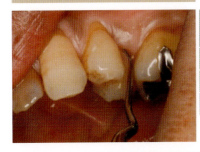

グレーシーキュレット 11（ミニファイブ）
バックポジション（12〜1時）
レスト　対合歯
垂直ストローク

③ |5 頬側面

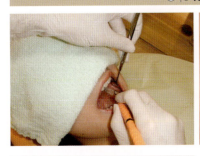 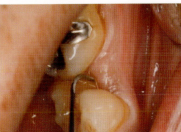

グレーシーキュレット 12, または 14（アフターファイブ）
フロントポジション（7〜8時）（直視が難しいようなら顔をすこし右に傾ける）
レスト　近心歯
水平ストローク

④ |5 頬側面（ミニファイブの場合）

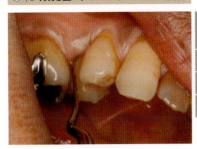

グレーシーキュレット 12（ミニファイブ）
バックポジション（11時）
レスト　対合歯
垂直ストローク

図10　患者さんの顔を正面にして行う部位

舌圧が強い・唾液量の多い患者さんへの対応

舌圧が強い・唾液量の多い患者さんの場合には，どのようにアプローチしたらよいでしょうか？　まずは，ミラーでしっかり舌を排除します（図11）．

唾液量も多い場合は，ミラーの代わりにバキュームで吸引しながら行います（図12）．その際，歯石を除去することに夢中になって，ミラーやバキュームを強く押し当てないよう十分注意しましょう．

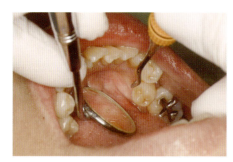

図11　ミラーによる舌の排除

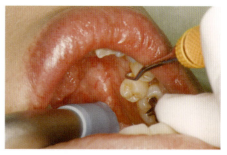

図12　バキュームによる舌の排除と唾液の吸引

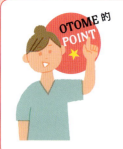

OTOME的POINT

1. X線写真やエキスプローリングで施術部位をイメージする
2. 視野を確保する
3. インストゥルメントを選択する
4. ストローク方法を決める
5. ポジショニング・患者さんの顔の向きを調整する
6. 安定したレストをとる

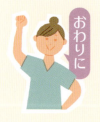

おわりに

　舌側傾斜といっても患者さんによって千差万別であり，私自身も苦手意識をもっています．口腔内にさまざまなケースがあるように，私たち術者側もそれぞれタイプが異なります．体型，腕の長さ，指の長さ，柔軟性，力などが違うなかでは，教わったとおりには，上手くいかないことのほうが多いのではないでしょうか．そのときは，一つひとつポイントをしっかり確認しながら行っていけば，苦手な小臼歯舌側傾斜にもきっと対処できるのではないかと思います．

　私自身，まだまだ試行錯誤の途中ですが，何か1つでも皆さんの臨床のヒントとなれば幸いです．

Chapter 4-5

根分岐部

小川麻美

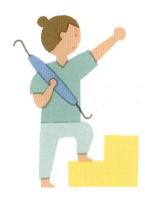

私たちが行う SRP のなかで，なかなか思うように結果がでないものの 1 つに根分岐部病変があげられます．なぜかというと，その解剖学的形態に理由があります．根が複数あることや分岐部がトンネル状の形態をしている特徴から，単根歯と比べ，感染源を完全に取り除くことが困難であるため，治癒に導くことが難しいのです．

しかし，ケースによっては SRP とその後のメインテナンスによって，長期的に保存・維持できる歯も多くあります．そのためには，歯科衛生士が解剖学的形態をしっかり把握し，適切なスケーラーを選択して，できる限り感染源を除去していくことが大切です．

今回は，グレーシーキュレットとユニバーサルキュレットの特性やほかのインストゥルメンテーションの工夫を踏まえ，根分岐部への対応と理解を深めていきたいと思います．

- **STEP1** 解剖学的形態
- **STEP2** インストゥルメントの選択
- **STEP3** 診査
- **STEP4** SRP とポジショニング
- **STEP5** 根分岐部のメインテナンス

STEP 1　解剖学的形態

① 歯根

上顎大臼歯は 3 根，下顎大臼歯は 2 根（約 20％は 3 根）であるのが一般的です（図1）．上顎大臼歯は，近遠心頬側根が頬側に向かい，近遠心的に圧扁されています．口蓋根はサイズも離開度も大きく頬舌的に圧扁されているのが特徴です．

下顎大臼歯の近心根は，歯頸部付近は近心に向かい軽度な彎曲をもっていて，根尖に近づくにしたがって遠心に向かいます．遠心根は近心根に比べ彎曲は少なく丸みを帯びています．

② 根分岐部の開口部

下顎大臼歯では，ほとんどが頬舌側の中央部に根分岐部の開口部があります（図2-①）．上顎大臼歯は3根あるため，頬側・近心・遠心に根分岐部の開口部があり（図2-②），近心の入口は口蓋側に寄っているため口蓋側からアプローチしていきます．遠心はコンタクトポイントの下にあるのでアプローチが困難です．

③ 歯根の離開度

個人差がありますが，一般的に「第一大臼歯＞第二大臼歯＞第三大臼歯」と，奥にいくにしたがい小さくなります（図1 ⟷）．

④ ルートトランク

ルートトランクとは，セメント-エナメル境（CEJ）から根分岐部までの長さを指します（図1 ⟷）．ルートトランクが短い歯は，歯周病が進行すると根分岐部病変を発症しやすく，ルートトランクが長い歯は，骨吸収が生じても根分岐部病変を発症しにくいといえます．

⑤ 根面溝

根分岐部に面した根面はへこんでいて，特に下顎第一大臼歯の近心根には，100％深い陥凹が認められます（図3）．このへこみは清掃不良になりやすく，歯周ポケットが形成されやすいといえます．

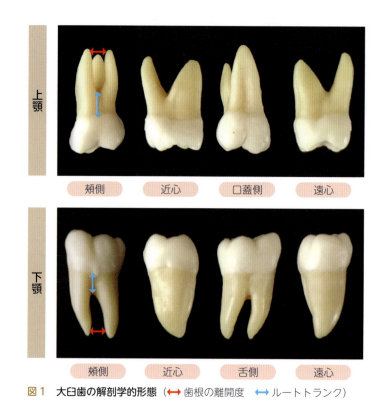

図1 大臼歯の解剖学的形態（⟷ 歯根の離開度　⟷ ルートトランク）

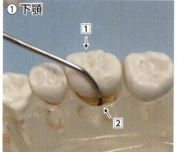
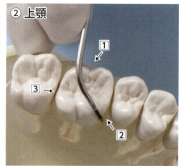

図2 根分岐部の開口部

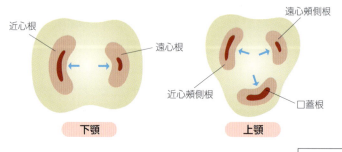

図3 大臼歯の根面溝

STEP 2　インストゥルメントの選択

① ブレードの大きさ

根分岐部の入口は狭く，新品のキュレットの幅は 0.75～1mm あるので，上顎第一大臼歯の頬側根分岐部の 58％には入らないといわれています（図4）．そのため，根分岐部の SRP にはできるだけ幅が狭くブレードの小さいミニファイブキュレットや，シャープニングによりブレードが小さくなったキュレットを選択します（図5）．

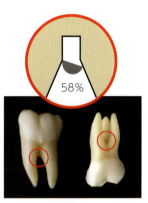

図4　根分岐部の入口の大きさ

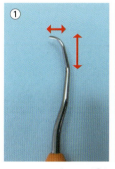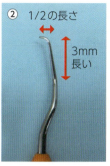

図5　オリジナル（①）と
　　　ミニファイブ（②）のキュレット
オリジナルに比べ，ミニファイブは幅が狭く刃部の長さが1/2であるため，狭い根分岐部に挿入しやすい

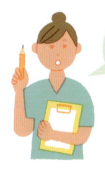

必要以上にブレードが小さいスケーラーは，根分岐部内で折れてしまう可能性があるため注意が必要です

両刃と片刃

Dr.Hiroのちょっと深掘り

前項に続き，"和風"ネタをもう1つ．ユニバーサルキュレットはカッティングエッジがフェイスの両方についている"両刃"である．そして洋包丁は表裏両方研磨して使う"両刃"．つまりペティナイフのような洋包丁はユニバーサルキュレットの親戚ということになる．（かなり無理やりですが）

それに対してグレーシーキュレットのカッティングエッジは片方にしかついていない"片刃"．和食の職人が使う柳刃包丁のような和包丁は片方しか研磨しないので"片刃"．つまり和包丁はグレーシーキュレットの親戚なのだ．（ほとんどこじつけ）

毎日使うグレーシーキュレットのブレードはマルテンサイト系ステンレスで，焼き入れや焼きなましをしている．しかも片刃なので和包丁と似た構造（？）となると，日本人としてワクワクしてしまう．ただし手入れとなると，グレーシーキュレットでは油砥石を手に持って研磨することが多いが，和包丁では水砥石を置いて研磨する．う～～ん．おしい．

② グレーシーキュレットとユニバーサルキュレット

私たちが日ごろ使用する機会が多い片刃のグレーシーキュレットは、歯面に対してターミナルシャンクを平行にすると、カッティングエッジを適切な作業角度（70°）にすることができます．そのため、根面の凹凸に合わせて平行性を意識することで、適切な角度を維持できます．

一方、カッティングエッジが両側についているユニバーサルキュレットは、歯面に対して作業効率のよい角度（70°）にするには、歯面に対してターミナルシャンクを20°ほど傾けて使用します（図6）．SRP時にシャンクの角度をコントロールし、作業している反対側のカッティングエッジで歯肉を傷つけないよう注意し施術します．

根分岐部においては、グレーシーキュレットだと近心根と遠心根でキュレットを持ち替えて操作をしなければならず、一方ユニバーサルキュレットは近遠心根でスケーラーを持ち替える必要がありません（表）．私は、近遠心根どちらも対応できるLMシンテッドミニ（☞OTOME的☆POINT）を使用する機会が多いです．

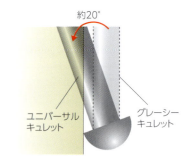

図6 根面に対するグレーシーとユニバーサルキュレットの比較

表 根分岐部におけるグレーシーとユニバーサルキュレットの比較

	操作上のよい点	操作上の注意点
グレーシーキュレット	適切な操作角度を保ちやすい	近心根と遠心根でキュレットを持ち替えなければならない
ユニバーサルキュレット	近心根と遠心根でキュレットを持ち替える必要がない（＝時間の短縮になる）	作業している反対側のカッティングエッジが歯肉の内側粘膜に当たる危険がある

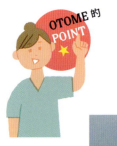

OTOME的 POINT

LMシンテッドミニ（LMインスツルメンツ／白水貿易）は、両刃でありながらどちらのカッティングエッジもグレーシーキュレットと同じ傾きでできています．そのため、近遠心根でキュレットを持ち替える必要がなく、ターミナルシャンクを歯面に平行にすると適切な作業角度になります！

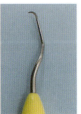 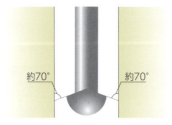 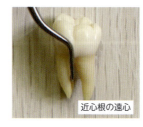 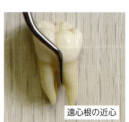

③ ファイルスケーラーと超音波スケーラー

しかしながら，根分岐部は入口が狭くキュレットが入らない場合や，挿入できても中でキュレットを動かせないことが多くあります．そのような場合，ファイルスケーラーや超音波スケーラーを活用していきます（図7, 8）．

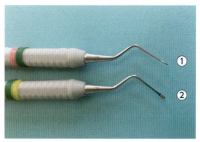

図7 ファイルスケーラー
① SD ファイルスケーラー PRO-8 SDH-1（頬舌側用），② SD ファイルスケーラー PRO-8 SDH-2（近遠心用）（ともにサンデンタル）

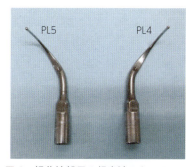

図8 根分岐部用の超音波スケーラーのチップ
通常のチップに比べ先端が細く，根分岐部にフィットしやすい形状になっている（ピエゾンチップPL4・PL5／EMS, 松風）

STEP 3　診査

プロービング

まず通常のプローブを用いて垂直的ポケットを診査し（図9-①），続いてファーケーションプローブ（根分岐部用プローブ）を用いて水平的ポケットを診査します（図9-②）．特に，根分岐部付近で垂直的に5〜6mm以上の付着の喪失があれば，根分岐部病変が存在する確率が高いため，ファーケーションプローブでの診査が必要不可欠です（図10）．

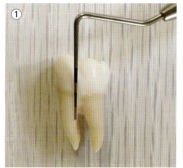
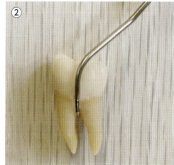

図9 垂直的ポケット（①）と水平的ポケット（②）の診査

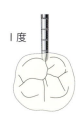
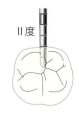
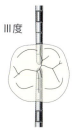

Ⅰ度：水平的ポケットが3mm あるいは歯冠幅の1/3 以内
Ⅱ度：水平的ポケットが3mm 以上あるいは歯冠幅の1/3 以上
Ⅲ度：反対側に交通している

図10 根分岐部病変の水平的分類

X線写真・CT画像

X線写真からも根分岐部の状態をイメージします（図11）．ただし，根分岐部病変がX線写真に写らない場合もあるため，プロービングの結果と照らし合わせることが大切です．

もし，CT画像があれば，歯根の断面形態や歯槽骨の欠損形態の把握もできる場合があるので併せて資料に含めましょう（図12）．

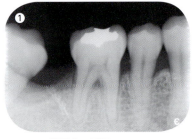
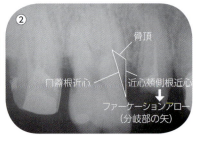

図11　X線写真の活用
①⑥の根分岐部に透過像が認められる．I度の根分岐部病変．②上顎の根分岐部病変の読影は難しい．ただし，このX線写真のように近心面に根分岐部病変が存在する場合，骨頂と口蓋根近心，近心頰側根近心で取り囲まれる三角形の影ができる．これを「ファーケーションアロー（分岐部の矢）」とよび，このとき高い確率で根分岐部病変が存在する

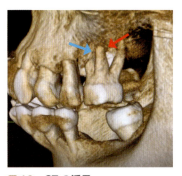

図12　CTの活用
CT画像では，歯根の断面形態や歯槽骨の欠損形態（矢印：根分岐部病変部位）が把握しやすい

STEP 4　SRPとポジショニング

① キュレットの使用

複根歯と考えると複雑に感じるため，下顎大臼歯は単根歯が2本，上顎大臼歯は単根歯が3本と考えSRPを行うとわかりやすいです．下顎大臼歯の2根は，歯根がある程度離開していればキュレットの挿入は困難ではありませんが，離開度が小さいと思うように挿入できないことも多いため，やはりブレードの小さいキュレットを選択します．ブレードを歯面に沿わせ，キュレットを小さく回転させながら根分岐部の中へ挿入していきます（図13）．ポケット底までできたら，ターミナルシャンクを歯面に平行（作業角度）にして引き上げます．

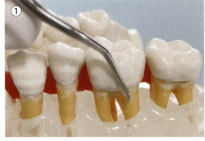
根分岐部の中へ挿入

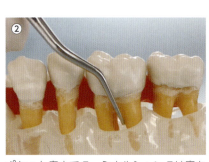
ポケット底までターミナルシャンクは寝かせたまま

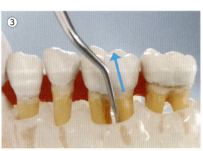
ターミナルシャンクを歯面に平行にして引き上げる

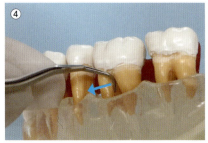
場合によって，根の陥凹部には水平ストロークで対応する

図13　根分岐部におけるSRP

①-1 下顎根分岐部へのキュレットの使用

たとえば6̄の頬側根分岐部をSRPする場合は，バックポジション（12〜1時）から垂直ストロークを行います．その際，レストは口腔外もしくは左手の人差し指の上にとると，頬粘膜を排除しながら自分のほうへ引くようにストロークできます（図14）．舌側も同じ位置からアクセスできます．

近心根の遠心側をSRPする場合は，歯根の彎曲が大きいため同じくバックポジションからレストを口腔外にとり，水平ストロークを行うとアクセスしやすいです（図15）．

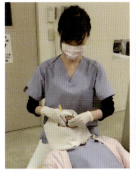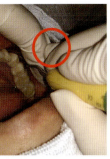

図14 6̄頬舌側へのアプローチ
頬舌側ともにバックポジション（12〜1時）から垂直ストロークで施術．レストは口腔外または左人差し指の上に置く．LMシンテッドミニ（白水貿易）を使用

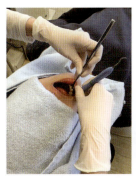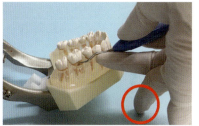

図15 6̄近心根遠心へのアプローチ
バックポジションから水平ストロークで施術．レストは口腔外に置く．LMシンテッドミニを使用（右側の場合）

①-2 上顎根分岐部へのキュレットの使用

上顎大臼歯は3根あり，癒合に近いような狭い根分岐部やルートトランクが長いことが多く，その場合キュレットの挿入はとても困難となります（図16）．しかし，なかには歯根の離開度が大きく歯肉の位置によってはキュレットを挿入できることもあるため，歯根の形態や根分岐部の位置をしっかり把握し，イメージしたうえでSRPをすることが大切です．上顎も下顎と同様，ブレードを歯面に沿わせながら挿入しポケッ

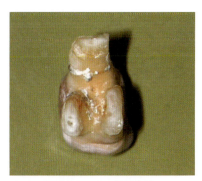

図16 抜歯となった上顎大臼歯
根の内側には歯石の取り残しがあり，キュレットのアクセスが難しいことがうかがえる

ト底にて引き上げます（図17）．

6̲ の頬側根分岐部の場合は，サイドポジション（9～11時）から垂直ストロークを行います（図18）．その際，レストは施術歯，もしくは口腔外にとります．口蓋側をSRPする際は，患者さんの顔を右に傾けてもらうと，同じ位置からアクセスできて視野が広がります．水平ストロークを行う場合もサイドポジション（10～11時）で，レストは口腔外にとり操作します（図19）．

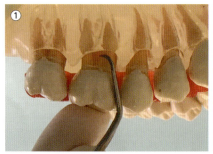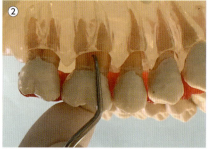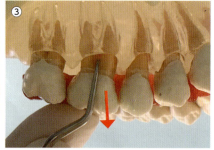

図17　SRPの操作
下顎に比べ上顎の頬側根は根が細いため慎重にキュレットを挿入し（①②），ターミナルシャンクを歯面に平行にして引き上げる（③）

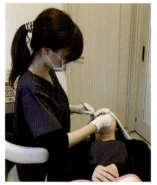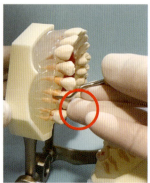　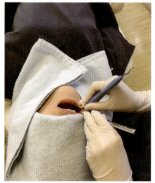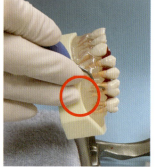

図18　6̲ 頬側，口蓋側へのアプローチ
ともにサイドポジション（9～11時）にて垂直ストロークで施術．レストは施術歯または口腔外．LMシンテッドミニを使用

図19　6̲ 頬側，口蓋側への水平ストローク
根の離開度が大きければ，サイドポジション（10～11時）で水平ストロークが可能．レストは口腔外．グレーシーキュレット14を使用（右側近心根遠心の場合）

② 根分岐部へのファイルスケーラーと超音波スケーラーの使用

　離開度が小さくキュレットの操作が困難な場合には先端の小さいファイルスケーラーや超音波スケーラーを大いに活用していきます．ファイルスケーラーは垂直ストローク，水平ストロークともにまっすぐ引き，掻き出すように歯石を除去します．狭い空間に挿入しやすく，切削力に優れているので，根分岐部には使いやすい反面，オーバーインストゥルメンテーションにならないよう均等に力を入れて操作することが大切です．

　歯肉が退縮し天蓋部分が露出している根分岐部病変の場合，垂直的ポケットがある部位には垂直ストローク，天蓋部分には水平ストロークで操作します（図20）．歯肉退縮しておらず根分岐部病変がある場合は，歯肉に抵抗があるため垂直ストロークのみで操作し，天蓋部分は超音波スケーラーを併用していくとよいでしょう（図21，☞Chapter5-①）．なお，ファイルスケーラー使用時のポジショニングはキュレット

と同様です．

　超音波スケーラーはファーケーションプローブと同型の根分岐部用チップを用いることにより，キュレットがまったく入らない部位への挿入や，根の彎曲に沿わせた操作が可能となります．挿入はブレードを歯面に沿わせて行い，必ず2本1組で根分岐部がある部位によって変えて使用します．キュレットと異なりチップの先端が歯石に触れれば除去できるため，上顎大臼歯3根の内側や下顎大臼歯近心根のへこみなどキュレット操作に限界がある部位に大いに活用していくとよいでしょう（図22～25）．

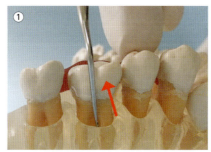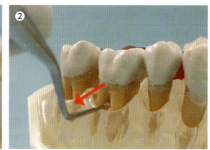

図20　歯肉退縮している根分岐部病変の場合
① 近遠心用のファイルスケーラーで垂直ストローク．② 天蓋部分は頰舌用のファイルスケーラーで水平ストローク

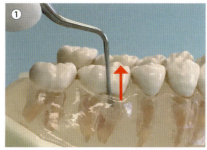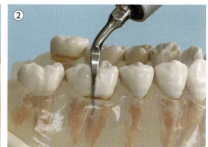

図21　歯肉退縮していない根分岐部病変の場合
① 近遠心用のファイルスケーラーで垂直ストローク．② 天蓋部分は超音波スケーラーを使用

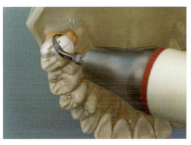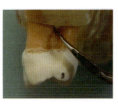

図22　7｜遠心の根分岐部はピエゾンチップPL5（EMS／松風）にて口蓋側から挿入

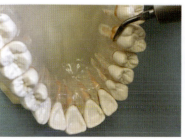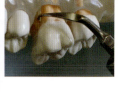

図23　6｜近心の根分岐部はピエゾンチップPL4（EMS／松風）にて口蓋側から挿入

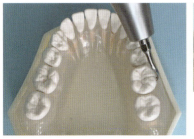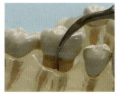

図24　6｜頰側の根分岐部はピエゾンチップPL4にて挿入
近心根の遠心のへこみに沿わせるように操作

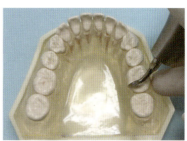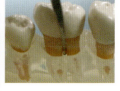

図25　6｜舌側の根分岐部はピエゾンチップPL5にて挿入
舌や唾液によってキュレット操作が難しい場合も活用

たとえば下顎右側根分岐部を超音波スケーラーで操作する場合は，頬側は患者さんの顔を右に傾けてもらい，右手で頬粘膜を排除しながらバックポジション（11時）で施術し（図26），舌側もそのままバックポジションで行います．排唾管を使用できる場合はサイドポジション（9時）からもアクセスできるため（図27），患者さんの歯の傾斜や使用しているアイテムによって自分自身で操作しやすい位置を探してみるとよいでしょう．上顎右側根分岐部を超音波スケーラーで操作する場合は，下顎と同様，頬側は患者さんの顔を右に傾けてもらい右手で頬粘膜を排除しながらバックポジション（11時）で施術し，口蓋側もそのままバックポジションで行います．やはり，排唾管が使用できる場合はサイドポジション（9時）からもアクセス可能です．

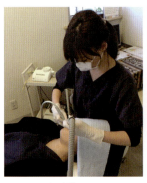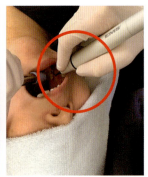

図26 6⏌，⏌6根分岐部への超音波スケーラーの使用
右手で頬粘膜を排除しながら，バックポジション（11時）で施術

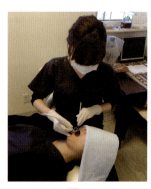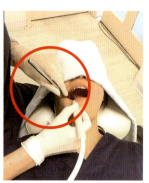

図27 6⏌，⏌6根分岐部への超音波スケーラーの使用
排唾管を使用できる場合，サイドポジション（9時）から施術

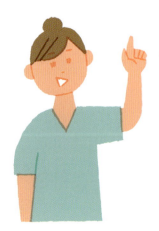

上下顎第二大臼歯の場合は，無理せず排唾管を使用します

STEP 5　根分岐部のメインテナンス

根分岐部は複雑な形態であり，"汚れが残りやすく，取りにくい"ことを患者さんにお伝えし共有するようにしています．根分岐部病変のある歯は深いポケットが残ったままメインテナンスが行われていくことが多いため，超音波スケーラーによるデブライドメントを念入りに行い，中のプラークを除去します．そして，ご自宅でも特に意識して歯ブラシを当て，歯肉が退縮し根分岐部が露出している場合はタフトブラシ，水平的にⅢ度の根分岐部病変の場合は歯間ブラシを通してもらうよう指導しています．メインテナンスの間隔は，炎症がある場合は1〜2カ月，炎症が落ち着いた場合は3カ月まで延ばして経過を追っています（図28，29）．

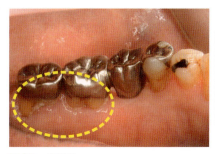
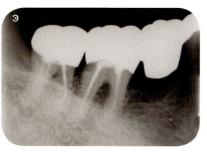

図28　症例①
67歳男性．8̄7̄舌側中央のみ垂直的に5mmのポケットと水平的にⅡ度の根分岐部病変が残存したままメインテナンスへ移行．はじめはBOPがみられたため2カ月間隔で経過を追っていたが，じきに落ち着き3カ月間隔へ．歯ブラシだけでは根露出部にプラークが残るため，タフトブラシによるOHIを実施し，経過を追っている

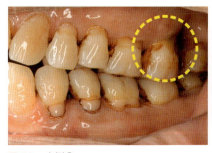
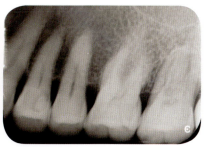

図29　症例②
78歳男性．7̄ にフラップを行い歯肉が退縮し，象牙質知覚過敏症は出たがその後は良好．頬側中央に垂直的に6mmのポケットと水平的にⅡ度の根分岐部病変が残存したままメインテナンスへ移行．現在メインテナンス11年目になるが，BOP，排膿ともになく落ち着いており，3カ月の間隔で経過を追っている

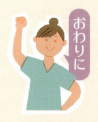

おわりに

根分岐部病変を有する歯は，治療直後は助けられたと思っていても，メインテナンス中のたび重なる急発や破折などにより抜歯となるケースが多くあります．再発率も高いといわれているなかで，私たち歯科衛生士に何ができるでしょうか？　それは，解剖学的特徴をしっかり把握して根分岐部病変の異常や変化を見逃さず，早期に歯科医師に伝えること，自分専用の適切にシャープニングされたスケーラーを用いて，歯根へのダメージを最小限にしながらもできる限りの感染を除去すること，そして，患者さんへ情報をお伝えし，治療後も長期的にメインテナンスを継続していただくことだと思います．

　臨床を続けていくにあたり，そのときどきで悩みは尽きません．そのたびに知識と技術の向上を得ることが，歯科衛生士にはずっと求められますが，何よりも大切なことは患者さんの気持ちを察し，寄り添っていくことではないでしょうか．

Chapter 4-6

最後臼歯遠心

熊本宏美

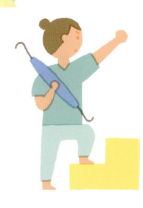

本稿では，歯石が多く付着し，しかも歯周炎の進行も頻繁に目の当たりにする「最後臼歯遠心」について考えていきます．唾液や血液の流れる方向を考えると，最後臼歯は最初にSRPを行う部位となります．施術のはじめにつまずかないように，ポイントやコツをおさえていきます！

- **STEP 1** 最後臼歯遠心のSRPが難しい理由
- **STEP 2** 最後臼歯遠心の解剖学的特徴
- **STEP 3** 施術方法とキュレットの関係
- **STEP 4** 最後臼歯遠心に特徴的な水平ストローク時の挿入方法
- **STEP 5** 側方圧とストロークモーション
- **STEP 6** ポジショニングとレスト
- **STEP 7** 各部位のまとめ

STEP 1 最後臼歯遠心のSRPが難しい理由

「付着していることはわかっているのに，歯石が取れない」ということがあります．健全な歯周組織であっても器具が最後臼歯遠心に届かないのは，頰粘膜や舌が視野や器具を送り込むスペースで邪魔をすることがあるからです（図1）．開口度やそれを維持できる時間が患者さんによってさまざまであることも，施術がうまくいかない要因となります．そのうえ歯周炎に罹患している場合，歯周ポケットが存在し歯肉退縮を含めたアタッチメントロスがあるために，キュレットを歯石に届かせることが困難になります．

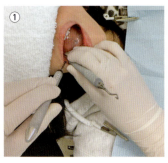
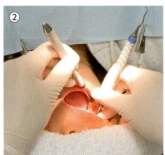

図1 最後臼歯遠心のSRPの問題点
① 7|遠心の施術．頰粘膜や舌の圧力が強い場合，排除するのが困難で視野が狭くなりやすい
② 7|遠心の施術．物理的にミラーでしか見ることができない部位．頰粘膜の圧力が強い場合，排除することも必要となる

STEP 2　最後臼歯遠心の解剖学的特徴

① 下顎第二大臼歯

　下顎第二大臼歯遠心は，歯冠，歯根ともに舌側から頬側へほぼ滑らかなカーブを呈し（図2-①），歯冠の豊隆が近心より強く出現します（図2-②）．歯根は，歯頸部から根尖へ向かって円錐のように細くなっていきます（図2-③）．また，近遠心根が癒合した樋状根は第二大臼歯に特徴的に現れ，その割合は約30％です．

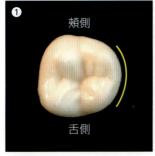
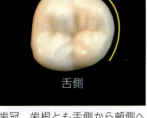
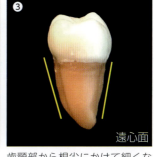

歯冠，歯根とも舌側から頬側へ滑らかなカーブを呈する　　歯冠の豊隆が近心より遠心のほうが強い　　歯頸部から根尖にかけて細くなる

図2　下顎第二大臼歯遠心の解剖学的特徴

② 上顎第二大臼歯

　上顎第二大臼歯遠心は，下顎に比べ隅角部が張り出し，丸みを帯びた歯根とは形態が異なるため注意が必要です（図3-①）．歯冠の豊隆が近心より遠心のほうが強く現れるのは下顎と同様ですが（図3-②），頬舌的にも違いがあり，頬側のほうが豊隆が強まります（図3-③）．また遠心には根分岐部（口蓋根と頬側遠心根の間）があり，CEJからその分岐部へのルートトランクの部分に根面溝があります（図3-④）．

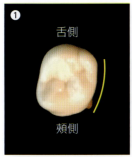
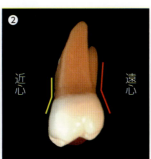
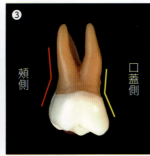
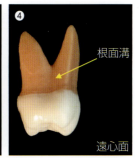

歯冠は隅角部が張り出し，丸みを帯びた下顎の歯根とは形態が異なる　　歯冠の豊隆が近心より遠心のほうが強い　　口蓋側より頬側のほうが歯冠の豊隆が強い　　遠心のルートトランクに根面溝が存在する

図3　上顎第二大臼歯遠心の解剖学的特徴

STEP 3　施術方法とキュレットの関係

SRPを行ううえで，上下顎に共通する注意事項は「歯冠の豊隆」です（図2-②，3-②③）．キュレットのシャンクが歯冠の豊隆部に触れ，ブレードが歯面から離れる可能性があります（図4）．浅いポケットや豊隆がゆるやかな場合，グレーシーキュレット13/14（ミニタイプも可）を使用した垂直ストロークで対応できますが，深いポケットに対しては垂直ストロークではターミナルシャンクを歯面と平行に保つことが困難になります．

その際には，グレーシーキュレット13/14による水平ストロークを用いることで，ハンドルが対合歯に触れるのを防ぎ，頰舌的にターミナルシャンクを歯面と平行にすることができます（図5-①②）．13/14のどちらを選ぶかは，進行方向をイメージしたときにカッティングエッジが歯面に向くかどうかを考えます（図5-③④）．ただし水平ストロークの場合，ミニタイプのキュレットでは深いポケットに届かないため使いにくくなります．

垂直ストローク

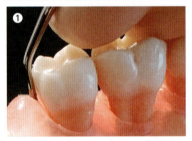

① 肉眼では，ブレードが正しく歯面に当てられているように見える

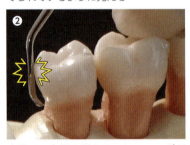

② 実際は，歯冠の膨らみにシャンクがぶつかり，ブレードが歯面に届いていない

図4　歯冠の豊隆に注意！

水平ストローク

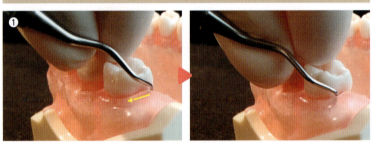

① ブレードを縦にしてポケットに挿入し，矢印方向へストロークする．歯冠の豊隆を避けるようにすると根面にブレードが当たる

② 上顎では遠心の中央部に根面溝があるので，くぼみにブレードが沿うようハンドルをタイミングよく回転させる

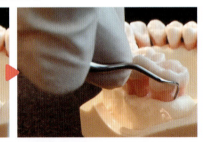
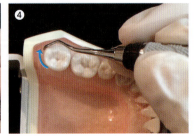

図5　水平ストロークによるアプローチ

③ グレーシーキュレット13は|7の遠心から舌側へ進行できる

④ グレーシーキュレット14は|7の遠心から頰側へ進行できる

最後臼歯遠心　Chapter 4-6

STEP 4　最後臼歯遠心に特徴的な水平ストローク時の挿入方法

　一般的にキュレットの歯肉への挿入はいわゆる0°度挿入です（☞ Chapter3-②）．最後臼歯遠心でもその挿入角度は変わりませんが，隣在歯がないので挿入はかえって容易に行うことができます．手順としては，フェイスを歯面に向かい合わせてから，ターミナルシャンクが遠心面と平行になるように調整します（図6）．ターミナルシャンクを歯面と平行にできていなければ，垂直ストローク時と同様に適切な角度が得られず歯石を除去することが困難になります．

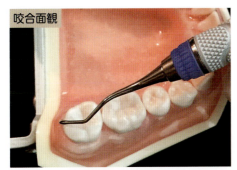
キュレットは咬合面の真上を通る

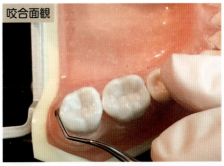
ターミナルシャンクを遠心面と平行にする（咬合面には重ならない）

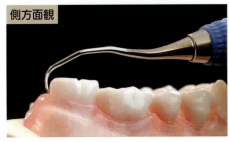
フェイスを歯面と向かい合わせる

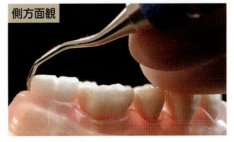
遠心面にも重ならない

図6　最後臼歯遠心への挿入方法（グレーシーキュレット13を使用）

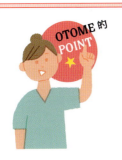 OTOME的 POINT
上顎では，術中の視野を確保するためにミラー視が必要！　下顎では，舌を排除するためにミラーもしくはローラーコットン（→）を使用します
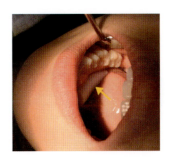

STEP 5　側方圧とストロークモーション

　垂直ストロークと水平ストロークでは，側方圧やモーションが異なります．また，最後臼歯遠心では，ほかの部位に比べ，カッティングエッジを広い面積に適合させなければなりません．つまり，側方圧もストロークもそれに対応することが求められます．側方圧は，垂直ストロークの原則にとらわれすぎず，"親指や中指をやや遠心側に寄せる"くらいの加減にします．それが難しければ，その両方の指で側方圧をかけても構いません（表-①②）．側方圧をかけられたら，歯のカーブに沿わせながら手首や指を柔軟に動かしていきます．このとき，キュレットと歯面の関係は垂直ストロークの原則と変わりません（表-③④）．そして，ここでもやはりシャープニングがなされているカッティングエッジであれば，安定して操作することができます．

表　最後臼歯遠心への側方圧とストローク
→は側方圧をかける方向，→はストローク，キュレットを動かす方向

	7̲遠心		7̲遠心	
側方圧	❶ （グレーシーキュレット13を使用）	親指と中指で側方圧をかけているが，親指の第一関節を曲げることでやや親指寄りに重心をかけることができる（→）	❷ （グレーシーキュレット14を使用）	親指と中指で側方圧をかけているが，この部位では中指に重心をかけやすい（→）
ストローク	❸ （グレーシーキュレット13を使用）	ターミナルシャンクが歯面から離れないように注意し，1mm程度ずつ進行していく．写真では①よりカッティングエッジを進行させたことにより，ハンドルの向きが頬側寄りから咬合面寄りに近づいていく（→）．これを滑らかに操作することが理想的である	❹ （グレーシーキュレット14を使用）	③と同様にターミナルシャンクが歯面から離れないように1mm程度ずつ進行していく．遠心面とターミナルシャンクが平行になれば頬を引っ張る角度になるが，隅角に進行することでハンドルが咬合面に近づいていく（→）．頬粘膜の柔軟性が必要なため，開口量はさほど大きくなくてもよい

STEP 6　ポジショニングとレスト

　下顎では，フロントポジション（7～8時）で，隣在歯ないし対角歯にレストを置くことが可能です（図7）．直視で施術する場合は，患者さんに顔を左右に向けていただくことで，より施術部位が見やすくなります．

　上顎では，サイドポジション（9～11時の位置）で頬などの口腔外にレストを置きます（図8）．ミラーを使用しても頬や舌が邪魔して視野が保てない場合は，やはり患者さんに顔を左右に向けていただくことで解決することがあります．

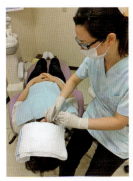
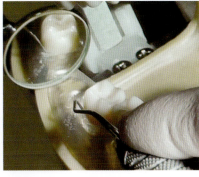

図7｜7⏌遠心へのSRPの一例
フロントポジションにて

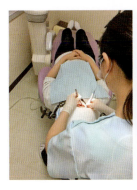
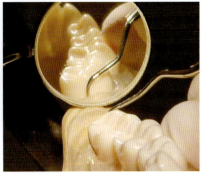

図8｜7⏌遠心へのSRPの一例
11時のポジションにて

Dr.Hiroのちょっと深掘り

歯石の探知能力はどれくらい？

　10本の歯が用意され，そのうち6本の歯根には歯石がついているが，残りの4本には歯石がついていない．その10本の歯をランダムに並べて，目隠し状態でどの歯根に歯石が付着しているかを当てるゲームをしてみよう．歯石のついた6本の歯のうち，あなたが「歯石がついている」と正解したのが4本だったとしよう．そして歯石のついていない4本の歯のうち，あなたが「歯石がついていない」と正解したのが2本だったとする．このときの正解率はどうなるだろう？

　歯石のついた6本のうち4本を当てたのだから，当たる確率は$4/6 \times 100 = 67\%$で，これを"感度"という．また歯石のついていない4本のうち2本を当てたのだから，当たる確率は$2/4 \times 100 = 50\%$で，これを"特異度"という．

　歯石探知の感度は文献を紐解くと案外低い．ある文献（Shermanら，1990）ではなんと22.6％である（特異度は88.2％）．これは偽陰性，つまり「歯石がないと思ったが，実際はある」ということが多いからである．結局，歯石を見落とすことが多いわけなので，われわれが探知能力をすこし向上させるだけで正解率はぐっとUPする．歯科衛生士，頑張れ～．

STEP 7　各部位のまとめ

図9にSRPの方法を整理しましたが，たとえば7|の遠心から頬側隅角へ進める場合には，対角となる|7の遠心から舌側隅角へ進める部位と相関します．キュレットやポジションはほぼ同じで，遠心から隅角へ進めていきます．遠心は双方向から施術し，施術もれを防ぎます．

部位 （マーク）	術者ポジション	グレーシー キュレット	レスト	患者さんの 頭の向き
① 7|7 ↪	フロント	13	下顎前歯	右
② 7|7 ↪	フロント	14	下顎前歯	左
③ 7|7 ↪	バック	13	隣在歯	右
④ 7|7 ↪	サイドからバック	14	|7 は対角歯 7| は口腔外	左

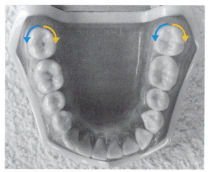
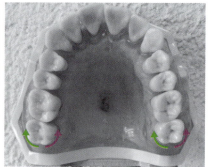

図9　各部位のSRPの方法

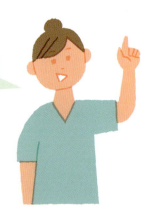

対角歯の同じ方向にSRPを進める際の操作方法は類似しています．シンプルに考えましょう！

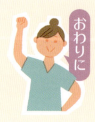

おわりに　本稿は「最後臼歯遠心」をテーマにピックアップしました．大臼歯は，その喪失が歯ごたえという食の喜びを奪い，そのうえ咬み合わせのバランスを崩して，歯周病の進行や咬合障害などを招きます．大臼歯が口腔の機能を果たすために大きな役割を担っていることをあらためて認識し，歯科衛生士として炎症を消失させ歯周炎をコントロールすることが，患者さんのQOL維持・向上の一助となります．本稿が，一人でも多くの患者さんのお役に立つことを願います．

Chapter 5
Other Instrumentation

① 超音波スケーラー

② PMTC

Chapter 5-1

超音波スケーラー

田川舞子

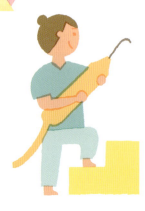

　私たちが歯周治療で使用するスケーラーは，大きく手用スケーラーと超音波スケーラーに分けられます．どちらも使用するにあたって心がけることは2つです．1つは「歯石，バイオフィルムを取ること」．もう1つは「患者さんの不快感を少なく，歯面へのダメージを最小限にすること」です．今回は，上記の2つの目標を達成できるよう，超音波スケーラーを使いこなすために必要なステップをお伝えします．

- **STEP 1** 超音波スケーラーの特徴
- **STEP 2** 手用スケーラーとの使い分け
- **STEP 3** チップの選択
- **STEP 4** テクニック　①振動を知る
　　　　　　　　　　　②歯面への当て方
　　　　　　　　　　　③注水
- **STEP 5** 痛みと不快感への対策

STEP 1　超音波スケーラーの特徴

　超音波スケーラーの特徴は「振動」と「注水」です．超音波による振動は，歯面，根面から付着物を取るためにあります．そして注水によって，発熱するチップの冷却を行い，同時に除去した歯石やバイオフィルムを洗い流します．この2つの特徴により，手用スケーラーと比較して，高度なテクニックを必要とせず，短時間で目的を達成できる可能性があります．ただし，皆さんもご存じのとおり，万能ではありません．そのため，手用スケーラーとの使い分けが必要になります．

STEP 2　手用スケーラーとの使い分け

　皆さんはどのように手用スケーラーと超音波スケーラーを使い分けているでしょうか？　100人いれば100通りの使い分けがあると思います．"正しい使い分け"というものが明確にあるわけではないた

め，使い分けるために必要な基本的な知識を再確認していきます．

手用スケーラーを使用する際には，2つの「動作」が必要となります．目的の部位まで「到達させる動作」と，実際に歯面や根面から付着物を「取る動作」です．「到達させる動作」とは，ブレードを歯石の下に回り込ませる動きを意味します（表1-①）．そして，「取る動作」は側方圧をかけ，有効な角度を保ったまま引き上げることです（表1-②）．

一方，超音波スケーラーでは，1つの「動作」だけで目的を達成できます．「到達させる動作」はチップの先端が付着物のどこか一部に触れることを意味し（表1-③），「取る動作」は超音波の振動が担ってくれていると考えましょう（表1-④）．そのため，手用スケーラーでは「到達させる動作」が難しい大きく出っ張った歯石（図1-①）や，物理的に「取る動作」が困難な根分岐部や叢生部（図1-②），硬い歯石に対して活躍します．また，注水を利用して手用スケーラー使用前後のポケット内洗浄やメインテナンス時の全顎的なバイオフィルム除去などに有効です．

表1 手用スケーラーと超音波スケーラーの2つの「動作」

	手用スケーラー		超音波スケーラー	
「到達させる動作」	①	歯石の下に回り込む	③	付着物の一部に触れる
「取る動作」	②	有効な角度を保ったまま引き上げる	④	振動が担う

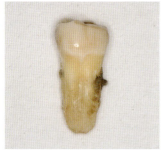

① 手用スケーラーでは「到達させる動作」が難しい大きく出っ張った歯石

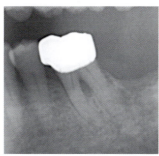

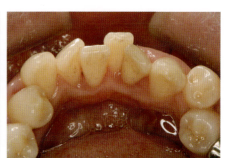

② 手用スケーラーでは「取る動作」が難しい根分岐部と叢生部

図1 超音波スケーラーが有効なケース

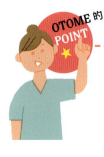

臨床での器具の選択とは？

OTOME的 POINT

STEP2では，使い分けに関する基本的な知識を確認してきました．新しいテクニック，知識や科学的な根拠を知るたびに，器具の選択が難しく感じることはありませんか？ なぜ難しくなってしまうのでしょうか．私は情報が増えれば増えるほど，何が「正しい選択」なのかが，わからなくなるからだと思います．

そもそも，「正しい選択」とは何かを一度立ち止まって考えてみましょう．歯石やバイオフィルムを取りきることでしょうか？ それとも効率よく行うことでしょうか？？ 傷つけないこと？ 患者さんが痛くないこと？ これらすべての要素を満たすことが「正しい選択」といえるかもしれません．

しかし実際の臨床では，すべての要素を満たすのが難しいことが多いのではないかと思います．状況に応じて医学的な結果を出せることと患者さんが快適であることのよい落とし所をみつけることが，臨床での「正しい選択」であると考えます．なぜなら，患者さんに「また来よう」と思ってもらい，継続的に来院していただけることが，歯周治療の結果を出す大前提であるからです．

ケース　超音波スケーラーにトラウマがある患者さん

39歳男性，非喫煙者の患者さんです．下顎前歯の炎症に強い不安を抱いていましたが，過去に超音波スケーラーが痛かったトラウマがあり，そのため十数年ぶりの歯科受診となりました．歯石やバイオフィルムの付着状況から，歯周基本治療では手用スケーラーと超音波スケーラーの併用が望ましいと考えました．

しかし，信頼関係ができていないこの時点でトラウマのある超音波スケーラーを使用することは，今後の継続的な来院に影響を与える可能性があったため，患者さんと相談し，時間はすこしかかるものの手用スケーラーのみでの歯周基本治療を行いました．

その後，来院は途絶えることなくメインテナンスに移行し，7年間安定した状態を維持することができています．現在は，超音波スケーラーのトラウマも克服することができました．

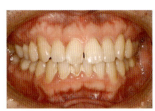 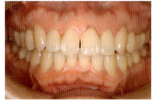 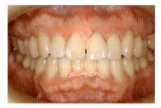

初診時．前歯部と臼歯部を中心に4〜6mmの歯周ポケットが認められる．BOP率は46％

歯周基本治療終了時．一部の臼歯部に4，5mmのポケットが残存しているものの，多くのポケットが3mm以下となり，BOP率も12％まで減少．下顎前歯の炎症が改善したことで，信頼関係ができたと判断し，超音波スケーラーのメリットをお話しし，使用を始める

メインテナンス時（初診から7年後）．一部ポケットが残存しているものの，BOP率は11％．全顎的に安定している．超音波スケーラーも問題なく使用できている

使い分け，臨床的な選択を行うためには
手用スケーラー，超音波スケーラー両方を使いこなせることが前提になる．
そのためには，技を磨くトレーニングが大切！

STEP 3　チップの選択

　チップの選択の基準は2つ,「到達するのか？」と「除去できるのか？」です.たとえば,太いチップは深いポケットには入りませんし,細いチップでは多量についた歯石を取るのに時間がかかってしまいます.そのバランスを考えて,適材適所で使っていく必要があります.チップの見方を表2にまとめました.

　各メーカーでたくさんの種類のチップがラインアップされていますが,一度のスケーリングに何種類ものチップを使用することは時間と手間がかかるため現実的ではありません.まず,オールマイティに使用できるお気に入りのチップをみつけます.そして,そのほかの特殊なケースに対応できるチップをそろえておくことをお勧めします.私は6種類のチップをおもに使っています(表3).

表2　チップの見方
太さ,長さ,断面,彎曲,材質の5つの要素が到達性,除去効果にどのように影響するのか理解し,適切に選択する

表3 私が使用しているチップ6選
超音波機器本体はピエゾンマスター700（EMS／松風）とVarios（ビルトインタイプ，ナカニシ）を併用している．すべてのチップがそろっているわけではないので，各メーカーからお気に入りのチップを選び，使用したいチップによって本体を使い分けている

	ピエゾンマスター700			Varios		
ケース	オールマイティ	縁下のバイオフィルム除去	根分岐部	多量の縁上歯石	補綴・インプラント	イリゲーション
チップ						
特徴	細長角	細長丸	曲	太短	プラスチック	先端注水
選択ポイント	到達性，除去効果がともに高く角で触知しやすい	メインテナンス時の深いポケットのバイオフィルム除去時に，歯肉へのダメージが少なく使用できる	彎曲し，先端がボール状なので，根分岐部にフィットさせやすい．使用部位が限られる根分岐部用チップは適応部位を確認できるようにしておくと便利	歯肉へのダメージを気にせず除去効果を重視したいときに活躍	補綴物，インプラントへの傷を最小限にしたいときに活躍	除石効果はないが，深いポケットや急発部位のイリゲーションで活躍

　また，適切なチップを選択しても，変形，摩耗していると本来の効果が出せません．変形は操作性を悪化させ，摩耗は1mmで約25%，2mmで約50%，超音波振動の効果を低下させます．使用前には，必ずチップウェアガイド（図2）で確認を行いましょう．2mm以上の摩耗が交換時期の目安となります．

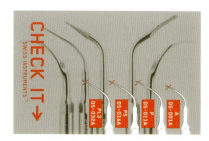

図2　チップウェアガイド

STEP 4　テクニック

① 振動を知る

　超音波スケーラーでは，歯石を「取る動作」を振動が担ってくれるということを確認しました．超音波スケーラーがどのように振動しているのかを知ることは，手用スケーラーの側方圧のかけ方を理解すること と

ピエゾ式

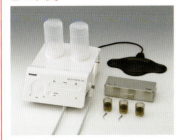
ピエゾン（EMS／松風）

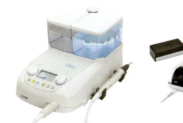
スプラソン P-MAX（白水貿易）

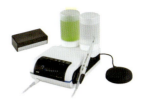
Varios（ナカニシ）

マグネット式

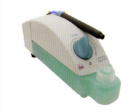
キャビトロン ジェット プラス タップオン（デンツプライシロナ）

図3　ピエゾ式とマグネット式のおもな製品

同様に重要です．

超音波スケーラーには発振原理により「ピエゾ式」と「マグネット式」の2種類に分けられます（図3）．バーミンガム大学のWalmsley教授らが発表した2009年のレビュー論文[1]によると，「従来はピエゾ式が直線あるいは直線に近い動きで，マグネット式は楕円ということになっているが，3次元的に動きを解析するとそんなに単純ではないことがわかった」とあります．

ピエゾ式は案外直線的な動きではなく楕円形で，しかもどこにも触れない状態で振動させると，チップの部位によって楕円形の方向がずれます．それが歯面などにチップを当てると，軸方向にそろった楕円になります．そしてチップが細いほど，パワーが強いほど楕円の動きとなりやすく，チップが太いほど，パワーが弱いほど直線的（それでも長細い楕円形）になるとのことです．このことを考慮してチップの当てる向きに注意が必要です（図4）．

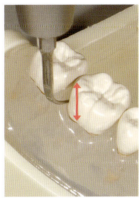
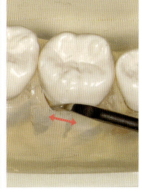

図4　振動の動き
ピエゾ式は，作業中は直線に近い動きになる

メーカーによって多少のばらつきはありますが，私たちが行っている実習コースで使用しているFMSのピエゾンマスター700では振動数は25,000～42,000Hz，振幅は10～100μmで振動しています．1秒間に25,000～42,000回，髪の毛の太さほどの幅の，私たちの身体では再現することのできないとても細かい振動です．

この振動の大敵は，私たちが力をかけてしまうことです．手用スケーラーのように側方圧をかけてしまうと，振動は抑制されてしまいます．超音波スケーラーを使っているのにもかかわらず，無意識のうちに「取る動作」をしてしまっていることがないでしょうか？　側方圧と超音波振動のダブルパンチで，患者さんに傷や痛みを与える可能性があり，さらには「取る動作」を私たちの手によって阻害していることになります．超音波スケーリングを行う際には肩の力を抜いて，チップの先端の振動を指先で感じながら使用するように心がけましょう．

② 歯面への当て方

❶ パワーを設定する

最小限で最大の効果　弱いパワーから始めて，効果がなければ患者さんに不快感を与えない範囲で徐々に上げていく

❷ 患者さんを位置づける

上顎
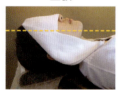
背板：水平
ヘッドレスト：下げる

下顎
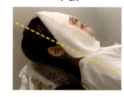
背板：起こす
ヘッドレスト：上げる

❸ 姿勢を正す

正しい姿勢
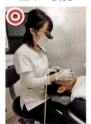
肩が上がらず，患者さんに近すぎず，手首はまっすぐ

悪い姿勢
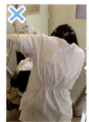
無理な姿勢をとると，手首が曲がり力が抜けた把持ができなくなってしまい，術者の疲労感にもつながる

肩が上がり覗き込む姿勢

❹ ポジショニングをとる

直視が可能な部位

左に傾ける　　基本ポジション　　右に傾ける
 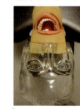

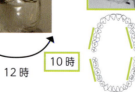

2時　12時　10時

基本的なポジショニングを知ることで，患者さん，術者の動きを最小限にし，効率よく短時間で施術できる

患者さんに顔の傾きを協力してもらおう

直視が不可能な部位の工夫
（上顎前歯舌側，最後臼歯遠心）

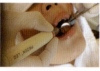
薬指，小指でバキュームの位置を決め，親指，人差し指でミラーを挟み込む

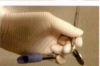
持ち方の一例．手の大きさやバキュームの彎曲によって条件が変わるため，バキュームが安定する位置を探してみよう

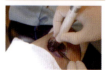
排唾管は，特にバキュームでの粘膜排除が難しい下顎左側舌側，上顎右側頰側への処置で活躍

超音波スケーラー Chapter 5-1

❺ 持つ

力を入れずに把持
歯面に沿わせつづけるには，くるくる回せるように持つ．強く握ると振動を抑制してしまう

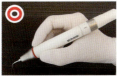
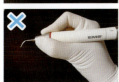

コードに注意
コードに引っ張られる力がかかると自然と強く握ってしまう．力を感じたときは力を逃がしてあげる工夫をしよう

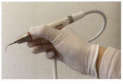
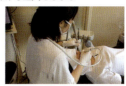

ユニット内蔵型の場合コードを小指で挟む　　ボトル注水タイプの場合コードを首に回す

❻ レストを置く

あえて遠くにとる
力を必要としないため，近くにとる必要がない．術歯近くに置くことで操作性が悪くなることもある

対合歯　　口腔外　　バキューム

❼ チップを歯面に当てる

フェザータッチ　振動を活かすためにもっとも重要！！　歯面，根面へ軽く触れる程度

○ 側面　　　　　　　　　隣接面　平滑面　　　　△ 内面

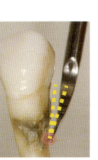
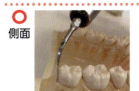
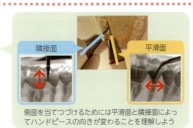
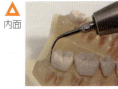

振動は直線に近いかたちで動いているので，側面がもっとも効率がよい

側面を当てつづけるためには平滑面と隣接面によってハンドピースの向きが変わることを理解しよう

叩くストロークになる　側面を当てるより効率が劣る

先端1，2mm　もっともパワーの強い部分．外れると歯肉に負担がかかる

平行〜15°の角度　　15°以上になると歯面，根面に負担がかかる

❽ 動かす

到達しつづける

歯石　PUSHストロークは避ける．歯石とのギャップを感じながら

バイオフィルム　触知できないので，ていねいにまんべんなく当たるように動かす

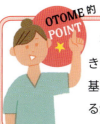

OTOME的 POINT
硬い歯石などが取れないときには，パワーを上げる前に基本のテクニックが守れているかを確認しましょう．

③ 注水

使用前にはチップの先端まで注水されていることを確認しましょう（図5）．また，使用中はバキュームの位置により注水を阻害させないように注意が必要です（図6）．

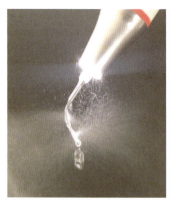

図5 注水が先端までいきわたっている

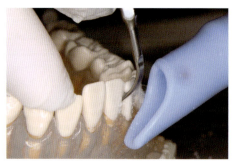

図6 バキュームの位置が注水口に近すぎて先端まで注水されていない

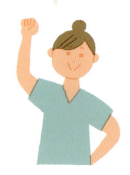

できるだけ水の流れる方向にバキュームを置くようにしましょう

師匠と弟子の関係

Dr.Hiroのちょっと深掘り

　職人の世界における"師匠と弟子の関係"には学ぶことが多い．日本古来の学びの本質を垣間見るこの関係について私なりに考えてみたい．

　「技は盗め」と言われる．技は教えてもらうものではなくて，盗むものということだ．それでは，師匠は教えることを放棄した単なる怠慢ではないかと言われるかもしれない．でも，師匠は案外"我慢して"教えないということもあるようだ．

　どうして教えないかというと，"気づき"が起こらないからである．師匠と同じような仕事がしたいという気持ちが強ければ強いほど，まずは師匠と自分の仕事はどう違うのかに気づかなければならない．そして，どうすれば師匠に一歩近づくかに気づかなければならないのである．不思議に思うかもしれないが，師匠は弟子以外の職人には案外"普通に"教えたりする．その職人には気づきが起こっていないので伸びないとわかっていても，弟子でないので関係ないのである．

　弟子には"盗む権利"が与えられている．その権利をうまく行使できるかどうかは弟子次第である．弟子は師匠と同じ仕事をしたいのにできないという不充足感，不満足感を糧にすこしずつスキルアップしていく．結局，師匠には追いつけないと気づいたころには，"自分らしい"別の職人ができあがっている．カッコイ〜．

STEP 5　痛みと不快感への対策

　超音波スケーラーを使用する際に起こる痛みには，歯肉に対するものと象牙質知覚過敏症の2つがあります．また術中はバキュームも持ち，吸引と舌や頬の排除の両方を行うため，口の中に水が溜まりやすく，不快感を与えてしまう場合もあります．どの場合も大切なことは，患者さんの無言の訴えに気づき，原因を追究し，改善策を講じて二度と同じ痛み，苦痛を与えないようにすることです．

気づき	原因を追究		改善・対策	記録
痛みや不快感は目元，手元に表れやすい．術中は注意を払おう！	① 振動			DHカルテやサブカルテに必ず記録！
	1. 歯肉への負担	❶ テクニックの再考	チップの先端が根面から離れていないかを確認する	
		❷ チップの選択	歯肉に負担が少ない適切なチップを選択する	
		❸ 歯肉の状態	歯肉の炎症が強いと，痛みを強く感じることがある．場合によっては，超音波スケーラーの使用を控える	
	2. 歯への負担	❶ パワーの設定	効率重視の強いパワーは避け，患者さんが快適に処置を受けられるパワーを設定する	
		❷ 当該部位のみ使用を避ける	象牙質知覚過敏症の症状が強い場合には，ほかのインストゥルメントの選択を考える	
	② 水			
	1. 水温	❶ 水温の工夫	ボトル注水タイプならば，ぬるま湯にするなどの工夫を行う	
	2. 水量	❶ 水量の調節		
		❷ 顔の傾き	水が喉の奥に溜まるのを防ぐことができる	
		❸ 排唾管を使用する		
		❹ 注水のないインストゥルメントの使用を考える		

見返すことで繰り返さない！

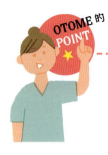

エアスケーラーの活用 — OTOME的POINT

超音波スケーラーとエアスケーラーを混同していませんか？ 発振源の違いから，超音波スケーラーと比較するとエアスケーラーのほうが有利に働いてくれる点が2つあります．
①心臓ペースメーカーが入っている患者さんにも使用することができる
②ブラシを使用することができる

とりわけブラシに関しては，メインテナンスで縁上のバイオフィルムを除去する際に，時間短縮という利点から重宝します．バイオフィルムの下に隠れている初期齲蝕や補綴物への影響も少なくすみます．一方で，エアスケーラーの振動数は超音波スケーラーと比べると1/10くらいとなり，パワーの面では劣ります．また，動きは楕円形から円形になります．

使用前

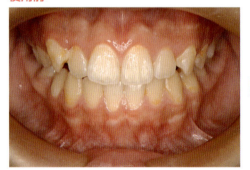

全顎的に歯頸部を厚いバイオフィルムが覆っている

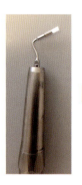

使用後

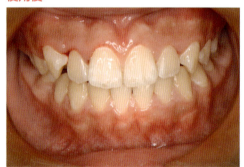

隠れていた初期齲蝕に影響を与えることなくバイオフィルムを除去することができた

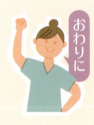

おわりに

幅広く活用できる超音波スケーラーは，私たち術者にとっても患者さんにとっても生涯もっとも使用時間が長いインストゥルメントといえるかもしれません．効果的に使用し，かつ患者さんの不快感を最小限に抑えることが，動的治療の結果はもちろん，メインテナンスの継続にもつながってくるのではないかと思います．本稿が，皆さんが超音波スケーラーを使用するうえでの引き出しの1つとなれば幸いです．

参考文献　1) Lea SC, Walmsley AD：Mechano-physical and biophysical properties of power-driven scalers：driving the future of powered instrument design and evaluation. *Periodontol 2000*, **51**：63-78, 2009.

Chapter 5-2

PMTC

原田芽衣

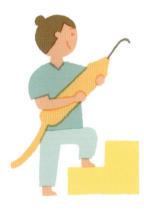

歯科治療に「痛い」などマイナスのイメージはつきものですが，PMTCは「ツルツルになった，きれいになった，気持ちがよかった」など患者さんからうれしい声をいただけることが多く，同時に来院のハードルを下げてくれます．本稿では，リスクを軽減させるだけでなく，患者さんの口腔内の健康やモチベーションを維持させるためのPMTCの基礎と，器材選択のポイントをお伝えしていきます．

- STEP 1 道具を知る
- STEP 2 PMTCの基本操作
- STEP 3 部位別にみた操作時の注意点
- STEP 4 症例別に合わせたペースト・器具の使い分け
- STEP 5 補綴物へのPMTC
- STEP 6 コントラアングルヘッドの管理

 PMTCがもたらす効果と施術のポイント

PMTCの第一の目的は「プラークを除去して細菌の数を減らし，さらには歯面を滑沢にすることによってプラークの再付着を遅らせること」です（図1）．加えて，ステインを除去することによる審美性の回復・維持や（図2），ペーストを使うことで象牙質知覚過敏症や酸蝕の予防も期待できます（図3）．これらの効果は「もっときれいになりたい！」という患者さんのモチベーションアップにもつながります．

プラークを除去し細菌の数を減らし，歯面を滑沢にしてプラークの再付着を遅らせる

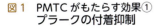

図1 PMTCがもたらす効果① プラークの付着抑制

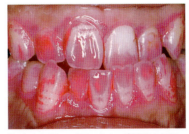

染め出し後，ブラッシング指導を行う

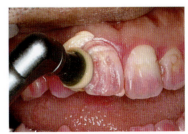

PMTCを行いプラークの再付着を遅らせる

ステインを除去することにより審美性を
回復・維持させることができる

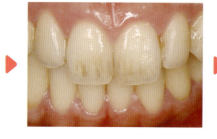
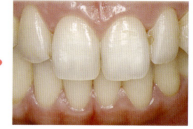

ステインを除去し，審美性が回復した

図2　PMTCがもたらす効果② ステイン除去

図1，2のほか，ペーストに含まれている成分によって，象牙質知覚過敏症を予防し，歯の再石灰化も期待できる

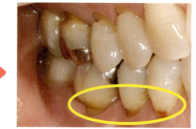

象牙質知覚過敏症がある部位

**図3　PMTCがもたらす効果③
象牙質知覚過敏症の予防**

　PMTCを行う際には，「口腔内をきれいにしよう」という気持ちばかりが先走って，"患者さんをみる"ということを忘れてはいけません．歯面や歯肉などに傷をつけることなく，痛みも与えないよう注意して，ていねいに施術することが大切です．そのために，適切な器材を選び，テクニックを身につけなければなりません．

型を習得するということ

Dr.Hiroのちょっと深掘り

　「医学は独学できない」といわれる．患者さんに施術する先輩の手を見ないで一人前になれないし，患者さんと会話する先輩の言葉に触れないで一人前にはなれない．そのためわれわれは先達が築き上げてきた"型"を習得しながら，ひたすら"まねる"．そして"型を習得しながらまねる"ことの先に"らしさ"溢れる到達者の世界が開いている．

　自分らしさを求めて我流に走る人がいるが，結果的に遠回りになることが多い．"型破り"というのは型を極めた人に許される行為であって，型をもっていない人がやっても単なる"迷走"になる．

　インストゥルメンテーションの型をまねることを大切にしてほしい．尊敬する先輩が近くにいれば，それをひたすらまねてほしい．もし近くにいなくても，本やセミナーなんかで出会った先輩を自分で"勝手に"師匠にしてしまってもいい．(これを「私淑」という)

　メジャーデビューを果たして有名になった押尾コータローというギタリストがいる．彼の師匠は，中川イサトという業界では有名なアコースティックギター界の重鎮である．いまでは二人のプレイスタイルはまったく異なるが，押尾コータローの"いま"があるのは，師匠に習っていた"昔"があるからだ．師匠の"型"を習得したからこそ，"型破り"と評されるプレイスタイルができあがったのだ．

STEP 1　道具を知る

PMTC 用コントラ

PMTC 用（低速回転）コントラには「ユニットのエンジンに装着するタイプ」と「コードレスタイプ」があり，当院では両方とも使用しています（図4）．コードレスタイプのほうがコードがない分ハンドピースが軽く，負担なく左側の頰側にも当てることができるので，より操作しやすいと感じます．

また，研磨剤と PMTC 用コントラによる施術だけではなく，効率よくかつ歯面へのダメージを最小限に抑えた PMTC を行っていただくために，いくつかの症例を交えながら場面に見合ったさまざまな道具を取り上げていきます．

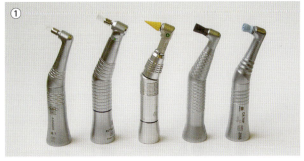
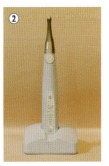

図4　エンジンに装着するタイプ（①）とコードレスタイプ（②）の PMTC 用コントラ

チップの選択

ラバーカップ1つをとってもいろいろな種類があるので，内面のリブの形態や硬さなど，それぞれの特徴をつかんで使い分けます（表1）．

叢生部に沈着しているステインは，表2で記したラバーポイントやペンシルタイプのポリッシングブラシを使って除去します．チップでは到達できないコンタクトしている隣接面には研磨用ストリップスやフロスを用いることもあります（図5）．

表1　チップの種類の例
　　　メルサージュ カップ（松風）

		ウェブソフト ウェブを活かして切縁や隅角部，しっかり当てたい部位に使用
		リブソフト カップの裾が広がりやすいので隣接面や浅い歯肉縁下にも挿入しやすい
		リブ＆ウェブミニ リブソフトとウェブソフトが合わさった，ラテックスフリータイプのコンパクトなラバーカップ．小児や臼歯部の舌側隅角部に当てやすい

表2 チップの使用部位・注意点

		使用部位	回転数	使用方法・注意点
ラバーカップ		歯面，歯頸部，歯肉溝内	500rpm	回転数が高いと，歯肉に痛みを与えてしまったり，ペーストが飛び散ったりすることがある
ラバーポイント		隣接面，最後臼歯部，歯周ポケット，矯正装置周辺	500〜1,000rpm	回転数を低くしすぎてしまうと，かえって操作しづらくなるため，ある程度の回転数が必要になる
ポリッシングブラシ	フラットタイプ	歯面	500〜1,000rpm	厚みのあるプラークや着色の量によっては回転数をすこし高く設定することもあるが，ラバーカップやラバーポイントに比べると歯面を傷つけやすいため圧をかけすぎないようにする
	ペンシルタイプ	小窩裂溝，叢生部，歯間部，矯正装置周辺などの狭い部分（シャープになっている先端部分を用いる）		

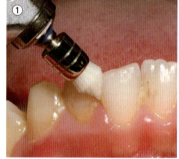
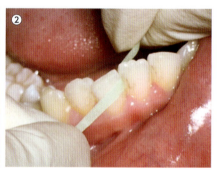

図5 叢生部へのアプローチの仕方
ペンシルタイプのポリッシングブラシ（①）や研磨用ストリップス（②）を使用

ペーストの選択

PMTC用のペーストは各メーカーからさまざまな種類が出ていますが，PMTCの目的や症例に合わせて選択します．その際に大切なのは，粗さや流動性，操作性などの特徴を把握しておくことです．特に，根面が露出している部分には低研磨のペーストを選択します．

> **OTOME的POINT**
>
> ### RDA（Radioactive Dentin Abrasion）とは？
>
> RDAとは，一定の条件で象牙質をブラッシングしたときに，どれくらい削れるかを示す数値で，数値が高いほどよく削れることを意味します．ただしRDAの低いペーストを使っても，歯面研磨の圧力が強かったり，回転数が高かったりすると歯質は削れてしまうため注意が必要です．RDAの高いペーストを用いる場合，最後はRDAの低い仕上げ用のペーストを使用します．

STEP 2　PMTCの基本操作

PMTC用コントラの把持方法

　PMTC用コントラの持ち方は基本的に「執筆状」で，力を抜いて軽く把持します．中指でPMTC用コントラを支え，親指と人差し指でくるくると容易に回転できるように持つことがポイントです（図6）．

　歯面に対する圧力は100～200gを重に保つようにします（目安はチップを軽く押し当てて歯肉がすこし白くなるくらい）．たとえ適切な回転数に設定していても，圧力が強すぎると歯面を傷つけてしまうため，特に露出している根面や象牙質知覚過敏症のある部位，補綴物には注意が必要です（図7）．また，圧力が強いと患者さんに痛みや不快感を与えてしまうこともあるので，ときどきはかりを使ってチェックしてみることをお勧めします（図8）．

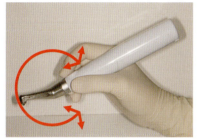

図6　執筆状で軽く把持する
左右にくるくると回転できるかがポイント

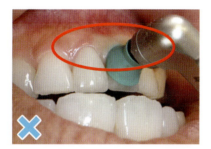

図7　歯面に当てる圧力が強すぎると歯肉やエナメル質を傷つけてしまう

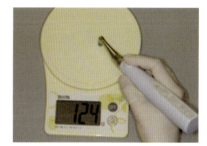

図8　はかりを使って圧力をチェックする

レスト

　歯にレストを置くと指にペーストがついて滑って，誤ってヘッドを歯にぶつけてしまうことがあるので，患者さんの下顎骨や頬といった口腔外にレストを置き操作します（図9）．

　しっかりとレストを置くことによって，ペーストで滑ったりPMTC用コントラがぶれたりすることなく圧力をコントロールすることができ，安定した操作がしやすくなります．

　心地のよいPMTCを行うには，一定のリズムを保つことが必要です．速すぎず遅すぎず，一定の速さで行えるように正しい基本操作を身につけましょう．

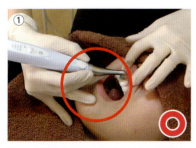
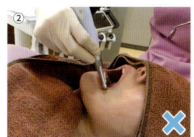
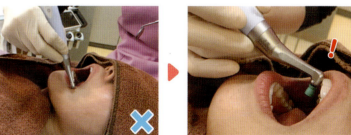

図9　口腔外にしっかりレストを置かなければ，安定した操作ができない

STEP 3　部位別にみた操作時の注意点

上顎前歯部唇側（図10）

　プロービングやSRPと同様に，オーバートリートメントにならないように側方圧やチップの挿入には気をつけなければなりません．特に上顎前歯部の唇側は歯肉が薄く，容易に傷つきやすいため十分注意して行います．

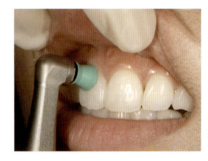

図10　チップの挿入の仕方や側方圧に注意する

前歯部舌口蓋側（図11）

　前歯部舌口蓋側はチップの内面にこだわらず，側面を歯面の形態に沿わせながら歯頸部から歯冠方向や左右に移動させます．

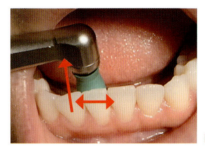

図11　チップの側面を歯面の形態に沿わせる

臼歯部

　レストを置いているだけでは操作が不安定なときは，左手でコントラアングルヘッドを支えると歯面から滑り落ちたりすることを防ぐことができ，安定した操作が可能です（図12）．

　特に下顎の大臼歯部はすぐに唾液が溜まってくるので，滑ってヘッドを歯にぶつけてしまわないように注意が必要です．キュルキュルと鳴る高い音も患者さんへ不快感を与えてしまうので，特に唾液量の多いときはこまめな吸引を心がけます（図13）．

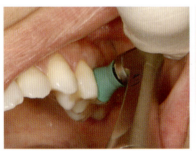

図12　左手でコントラアングルヘッドを支えると安定しやすい

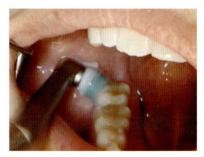

図13　唾液が多いと滑りやすい

下顎臼歯部舌側（図14）

　下顎の舌側は術部が狭く，舌が大きかったり舌圧が強いと操作しにくいことがあります．チップの内面を当てにくい場合は，無理をせずラバーカップの側面を歯面に沿わせると操作がしやすくなります．

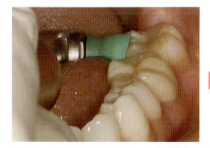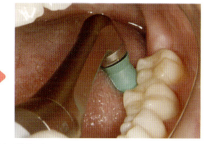

図14　無理をせずラバーカップの側面を歯面に沿わせる

最後臼歯遠心（図15）

　上下顎ともに最後臼歯遠心はスペースが狭く，もっともアプローチしづらい部位です．言い換えると患者さんも磨くのが困難なリスクの高い部位ともいえるので，よりいっそうプロフェッショナルケアが必要となります．チップの側面を使い，最後臼歯遠心面に対してサイド，もしくは咬合面からチップを沿わせるようにアプローチします．

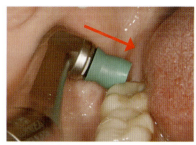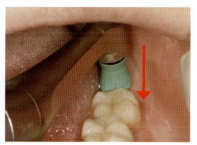

図15　サイドもしくは咬合面からチップを沿わせる

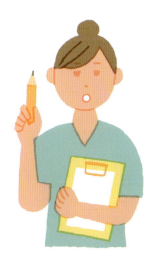

頬粘膜の厚さや歯列，歯面の状態によっては操作しづらいときもありますが，どの部位においてもしっかりとレストをとることと，正しい側方圧でコントロールすることがポイントです！

STEP 4　症例別に合わせたペースト・器具の使い分け

ケース1　口呼吸により,プラークや歯肉縁上歯石がつきやすい口腔内

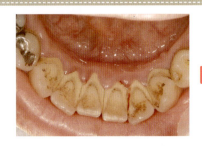 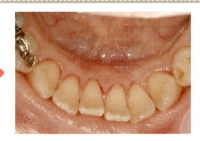

手順
① 歯面に付着しているプラークをソニックブラシで除去
② 超音波スケーラーで縁上歯石やステインを除去
③ プラーク・ステインの再付着を防ぐ目的として,リナメルトリートメントペーストを用いて仕上げ

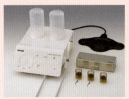 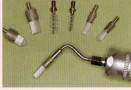 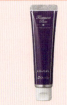

ピエゾンマスター700（松風）　　ソニックブラシ（ナカニシ）　　リナメルトリートメントペースト（オーラルケア）

ポイント
ナノ粒子のハイドロキシアパタイトがエナメル質表面のミクロの傷を修復してくれるという特徴をもつリナメルトリートメントペーストは,プラークやステインの再付着を防ぐだけではなく,再石灰化促進が期待できるので,酸蝕のリスクやカリエスリスクが高い方にも有効です.

ケース2　コーヒーや紅茶などの飲食によって,薄くついたステイン

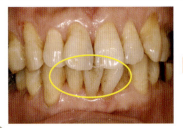 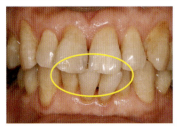

手順
① ラバーカップと,叢生部にはペンシルタイプのポリッシングブラシを併用しながら,コンクール クリーニングジェル＜PMTC＞を使いステインを除去
② 再付着を防ぐことを目的としてリナメルトリートメントペーストを使って仕上げ

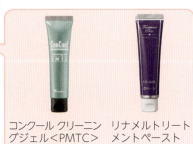

コンクール クリーニングジェル＜PMTC＞（ウエルテック）　　リナメルトリートメントペースト（オーラルケア）

ポイント
コンクール クリーニングジェル＜PMTC＞は,ジェル自体が汚れを吸着し,除去するため歯面を傷つけずにステインを除去することができます.この方は,唾液量が少なく口腔内が乾燥していることがステインが沈着しやすい原因の1つになっていたので,こまめに水分補給をしていただくようにアドバイスをしました.

ケース3　ADゲル（次亜塩素酸ナトリウム液）を使用した症例

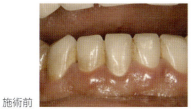
施術前

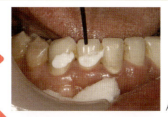
ADゲル塗布

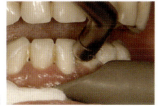
水洗

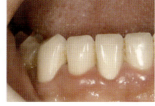
施術後

手順
① プラークを取り除き，ステインが沈着している部分にADゲルを塗布．10秒ほど放置し，有機質を分解させる
② ADゲルが残らないようにしっかりと水洗
③ 天然歯の場合はADゲルにより失われたミネラルの補給を目的とし，リナメルトリートメントペーストやMIペーストを使って仕上げ

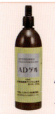
ADゲル（クラレノリタケデンタル）

ポイント
ADゲルは，飲食物由来のコーヒー・紅茶・お茶などでついた比較的薄いステインを，歯面に機械的な負担をかけることなく除去できます．強アルカリ性の次亜塩素酸ナトリウム液で有機質を対象に除去が可能ですが，タバコのヤニなどタンパク質由来でないステインは落ちにくいため症例を選んで使用します．
注意事項として，口唇や皮膚に付着しないようロールワッテなどでしっかりと防湿をすることや，ハイターのようなつんとしたにおいがすることを事前に患者さんに伝えておくことが大切です．

ケース4　喫煙によるステイン

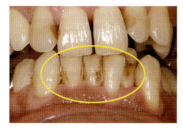

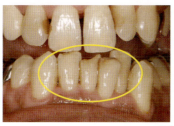

手順
① 通常のPMTC用ペーストでは取りきれない頑固なヤニを，歯質に対して負担が少なく使えるホワイトマジックである程度除去
② 叢生部のステインは，ネビィ1のスケーラーを用いて除去
③ 齲蝕予防を目的としてメルサージュプラスで仕上げ

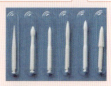
ホワイトマジック（クロスフィールド）

シックルスケーラー ネビィ1（ヒューフレディ）

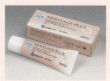
メルサージュプラス（松風）

ポイント
ホワイトマジックはジルコニア強化ファイバーのレジン製のバーで，コントラアングルに取りつけて5,000〜10,000rpmの注水下で使用します．つねにレジンバインダーが削られてくるので，消しゴムで消すような感覚でステインを除去します．バーの形態は6種類あり，隣接面や歯間空隙，前歯部口蓋側にもフィットしやすく，かなりの時間短縮につながります．
ネビィ1のスケーラーは，片側が曲のシックルスケーラーになっていて，超音波スケーラーのチップではいきとどかないようなコンタクト直下や叢生部のステインを取りたいときに活躍してくれます．もう一方はスプーン状になっており，前歯部の口蓋側や舌側のステイン除去に有効です．

エアポリッシング

私たち歯科衛生士は，限られた時間のなかでメインテナンスを行わなければなりません．「多量に付着しているステインを取りたいけど，時間が足りない！」といったときには，エアポリッシングという選択肢もあります（図16）．エアポリッシングでは，アミノ酸の一種であるグリシンや，炭酸水素ナトリウム（重曹，縁上のステイン除去用）を主成分にしたパウダーを噴射し付着物を除去します．広範囲に沈着したステイン除去にも有効で，多量にヤニがついているケースでは大きな時間の短縮につながりますし（図17），超音波スケーラーのチップでは届かない歯面の傷やちょっとした補綴物と歯質の境目（マージン部），歯肉縁下のバイオフィルム除去にも安全に使用できます．

歯肉縁上には，エアフローハンドピースとエアフローパウダー各種を用いて，歯面清掃を効率よく短時間で行えます．また，ペリオフローハンドピースとペリオフローノズル，エアフローパウダー（ペリオ）を用いれば，歯周ポケット内やインプラント周囲のメインテナンスにも活用できます．

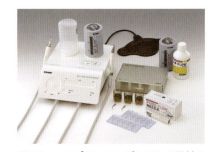

図16 エアポリッシングに用いる器材の一例
エアフローマスター（EMS/松風）．専用のハンドピースとノズル，パウダーを用いることで，歯周ポケット内の清掃も可能

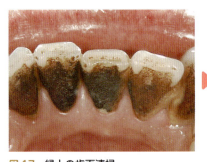 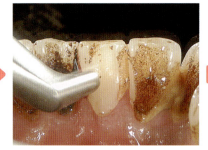 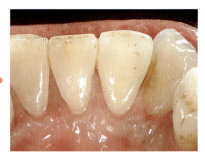

図17 縁上の歯面清掃
エアフローハンドピースとエアフローパウダー各種を用いることにより，効率よく短時間で歯面清掃できる

STEP 5　補綴物へのPMTC

図18は，RDA170〜180のペーストを用いて研磨したパラジウム合金のクラウンです．補綴物の金属部分が削れてつやがなくなり，ラバーカップには黒くなったペーストがにじみ出てきています．補綴物に対しては表面を傷つけないようにすることが大前提ですので，RDAの高いペーストは避け，超音波スケーラーの補綴物専用のチップ（図19）やソニックブラシ（図20，表3）などを用いて施術します．そうすることで，インプラントや補綴物を傷つけることなく，バイオフィルムを除去することができます．

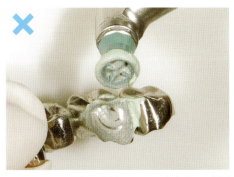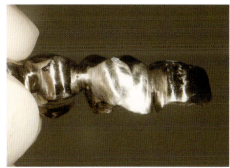

図18 RDA170〜180のペーストを用いて研磨したパラジウム合金のクラウン

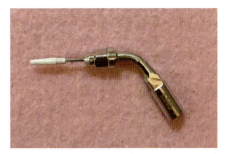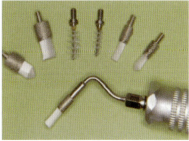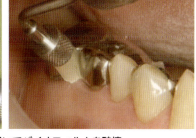

図19 補綴物専用の超音波スケーラーチップ
ピエゾンチップ PI（松風）

図20 ソニックブラシ（ナカニシ）を用いてバイオフィルムを破壊

表3　PMTCにおける天然歯と補綴物で使用・目的に合わせた道具選択

	PMTCにおけるバイオフィルムの破壊を目的とした道具	表面を滑沢にし，バイオフィルムの再付着予防を目的とした道具	ステイン除去を目的とした道具
天然歯	・ソニックブラシ ・ポリッシングブラシ ・エアポリッシング	・ラバーカップ ・ラバーポイント ＋ ・各種ペースト （メルサージュ，コンクール クリーニングジェル〈PMTC〉，プロフィーペースト PRO，MIペースト，リナメルトリートメントペースト　など）	・エアポリッシング ・ホワイトマジック，ADゲル ・ラバーカップ ・ラバーポイント ・ポリッシングブラシ ＋ ・各種研磨用ペースト
補綴物	・ソニックブラシ ・プラスチックスケーラー ・エアポリッシング	・パラジウム合金のクラウンにはシリコンポイントなどで研磨をする ・セラミックスのクラウンなどの補綴物には，ルージュやバフなどでつや出しをするとバイオフィルムはつきにくくなる	・エアポリッシング （＊粒子の小さな仕上げ用のパウダーを選択する） ・ADゲル

STEP 6 コントラアングルヘッドの管理

①コントラアングルヘッドに付着したペーストなどの汚れをアルコールワッテでしっかり拭き取る

②ペーストで目詰まりしたり,血液などによって著しく汚れたりした場合は,分解できるコントラアングルヘッドであれば分解し,中性洗剤を入れて超音波洗浄にかけると内部までしっかり清掃ができる(図21,22)

③清掃が完了したら,潤滑油スプレー(パナスプレープラス/ナカニシなど)で注油する(図23).分解ができないコントラアングルヘッドは超音波洗浄にかけず注油のみ行う

④121℃で20分間,または132℃で15分間のオートクレーブ滅菌にかける

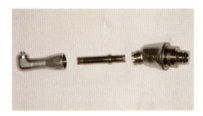

図21 可能であればコントラアングルヘッドを分解する

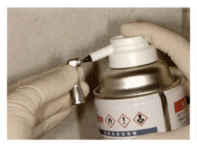

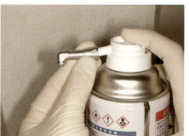

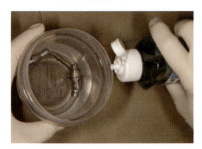

図22 中性洗剤を入れて超音波洗浄

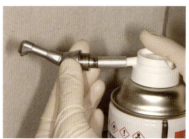

図23 清掃後に注油する

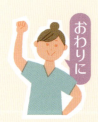

おわりに

　不安や恐怖心を抱いて来院される患者さんは多いはずです.私が一番大切にしていることは,PMTCを患者さんにとって"癒しの時間"にしていただくことです.施術中に痛みはないか,不快な様子は見られないかなど,つねに患者さんの反応に気を配り,ていねいな作業を心がけています.プロの歯科衛生士として,「気持ちよかった! また来たい!」と患者さんに満足していただけるような技術を身につけたいものです.

　あるとき「まねることから"らしさ"が生まれる」と山本浩正先生が話していたことがあります.もちろん日々トレーニングを積み重ねることが第一ですが,「うまくなりたい!」と思うことこそが上達への近道ではないでしょうか.ときには先輩や後輩のPMTCを受けてみたり,先輩が施術しているところを見学したりして技を盗んでみてください.

Epilogue
トレーニングを続ける"あなた"へ

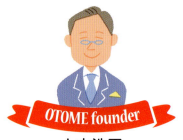
OTOME founder
山本浩正

　PEC実習コースは2007年にスタートしたので，もう10年以上経過したことになる．10年症例がわれわれに多くを語りかけてくれるのと同じように，セミナーが10年以上続いていることに，主宰者として感無量である．現在の10数名のOTOMEメンバーを見てみると，セミナー開始当時からインストラクターとして頑張りつづけているOTOMEもいれば，途中に合流したOTOMEもいる．都合により離れていったOTOMEもいるが，産休後に見事復活したOTOMEもいる．本書の執筆者となったOTOMEたちも西は広島から，北は札幌まで日本全国で日々患者さんに向き合っている歯科衛生士である．そんな彼女たちが年に数回セミナー開催のために集まって，"指導"という名の"自己研鑽"に身を投じている．

　本書は歯周治療におけるインストゥルメンテーションの向上を念頭においた内容になっている．患者さんとどう向き合い，どのような言葉を交わし，どのようにつながるかという，とってもとっても大切なことはとりあえずカッコに入れて，患者さんとの身体的接触にかかわる者の流儀や作法について各執筆者がこだわりをもって解説した．執筆者自身が進歩しているので，数年後にはベストアルバムと言いたくない日もくるとは思うが，"あなた"のキャリアのなかですこしでも琴線に触れる内容があれば，ファウンダーとしてこのうえない幸せである．本書を終えるにあたって，"通常の指南書には書かれていない"であろうという内容に絞って解説を加えたい．

歯科衛生士の昇段

　きっと"あなた"は施術のレベルが上がることを願って，本書を手にされたはずである．SRPで上手く治らないときや患者さんの満足感が上がらないときには，自分を否定するネガティブな気持ちと，なんとかしたいというポジティブな気持ちが交差するはずだ．これは誰もが経験する"正常な"反応である．このような正常な気持ちをもって研鑽を続けていると，あなたが"知らないうちに"スキルアップしている．スキルアップのスピードに個人差はあるだろうが，必ずスキルアップしている．まずはあなたが"知らない"スキルアップを院長である私が，あるいはOTOME founderである私がどのように"知るのか"について私見満載で書いてみたい．

シャープニングの音

　シャープニングの上手い下手は，その音を聴けばだいたい想像できる．そのため，下手だったシャープニングが上達したときには明らかに音が変わっている．もちろん音は使うストーンの種類や側方圧，ストーンの使用範囲に影響されるし，ストロークがダウンだけなのか，アップダウンなのかによっても変わってくる．しかしそういうことを差し引いても，やっぱり"上手い人の音"があるのだ．
　ブレない角度で一定の側方圧をかけたシャープニングをしている"上手い人"は，カッティングエッジの刃こぼれ状態を見た瞬間に，何回くらいのストロークでホワイトラインが消えるかを熟知している．つまりゴールが見えているわけである．ゴールが見えていないとしょっちゅうエッジを確認しながらとぎれとぎれに研磨することになり，結局時間もかかる．逆にお構いなしに研磨するとオーバーシャープニングというMOTTAINAI結果が待っている．シャープニングの音は"シャープニングの総合力"が作り出すものなのである．なので，私のなかでは「いい音になってきたね！」というのはシャープニングの"最初の褒め言葉"だと思っている．シャンシャン！

エキスプローラーの物足らなさ

　あるOTOMEメンバーが講義中に以下のような話をしていた．
　「昔は歯石の探知にWHOプローブを使っていたんですが，最近はそれでは物足らなくなってEXD11/12のような先の鋭利なエキスプローラーを使っています」
　これを聞いた瞬間，私は彼女の探知能力のレベルアップを確信した．歯石の探知にはエキスプ

ローラーや適切に研磨されたキュレットを使うのだが，まったくの"手探り"なので手指の感覚に依存している．つまり手指のセンサーの感度が探知能力を左右するわけである．

　WHO プローブと EXD11/12 とでどれだけ差があるのか数値化はできないが，仮に WHO プローブでは 0.1mm の差がわかって，EXD11/12 では 0.01mm の差がわかるとしてみよう．手指センサーが 0.1mm 単位で探知できるレベルの間は，WHO プローブでちょうどいいのだが，手指センサーの感度が上がって 0.01mm の違いもわかるようになったときには，WHO プローブでは"物足らなくなる"．EXD11/12 のほうが"しっくりくる"のである．

　フルマラソンのタイムが 2 時間台と 5 時間台で使うシューズが違うのは当たり前である．レベルによって使う道具が異なることは普通のこと．でもあなたがエキスプローラーに物足りなさを感じたときには「ニヤッ」としてもいいと思う．あくまで「ニヤッ」程度ですが……．

その3　執念のメンテ時 SRP

　彼女が当院に就職したとき，すでに何年かの経験をもっていたものの，当院にはベテラン歯科衛生士ばかりなのでまったくの下っ端であった．SRP のスキルもまだまだだったが，とあるヘビーケースを任せた．その患者さんはいままで SRP を受けたことがないのか，大量の歯肉縁下歯石が付着し，深い骨欠損も全顎的に認められた．ただ動揺もなく，ヒョウヒョウとされた感じだったので経験の浅い歯科衛生士でも受け入れてもらえるだろうという計算もあった．唯一計算しにくいところは，その患者さんが英語しかしゃべれないシンガポール人だったことである．

　見るからに歯石は硬そうで，ブロックに分けて SRP をしても残石は明らかだった．再評価で深いポケットも，歯石も残っていることはわかったが，その患者さんが世界中を飛び回っていることも考慮して，歯周外科を行わずにメインテナンスに移行した．ただし，メインテナンスでもしつこく SRP を続ける条件で．通常，メインテナンスでは超音波スケーラーなどで細菌バイオフィルムを破壊することが多いものだが，彼女がその患者さんをメインテナンスするときには，いつもキュレットのフルセットが用意されていた．そして数年後，私が口腔内をチェックしたときに……，明らかに改善していた！　さすがに私は大喜びである．「おっ！　よくなってきたね！」くらいしか声をかけなかったが，これが私の大喜びの表現法なのでしょうがない．どうして喜ぶのかというと，患者さんが改善したことに加え，彼女がスキルアップした証拠だからである．1 回目の SRP で取れなかった歯石を 2 回目に確実に取れるかというと，通常は厳しいものである．探知能力や SRP のスキルが同じ状態では，たとえ 2 回目のチャレンジであっても残った歯石はなかなか取れ

ない．それがどうして取れたかというと，メインテナンスをしている間に彼女がスキルアップしたからである．過去の自分をいまの自分でフォローできるのを目の当たりにすると，院長としては下っ端だった彼女の成長ぶりに大喜びしてしまうのである．

このとき本人は「ニヤッ」とするのを我慢しなければならない．これはスキルが低いときにSRPを受け，その後何年にもわたってきっちりメインテナンスに来られる患者さんあっての話なのである．スキルが上がった分，患者さんには"恩返し"のつもりでデブライドメントしなければならないのだ．フルセットのキュレットの隣に，英会話の文例集があることをいまもほほえましく眺める私です．

その4 迷いのない PMTC

年に数回，当院の歯科衛生士に口腔内をクリーニングしてもらう．たまたま予約のキャンセルが出たときなどにしてもらうので定期的とはいえないが，結果として年に数回はしてもらっている．そのときに手が空いている歯科衛生士にしてもらうことが前提なのだが，たまたま偏ることなくまんべんなく担当してもらっている．ということは，ある歯科衛生士にクリーニングをしてもらって，また同じ歯科衛生士にしてもらうという場合は間隔がかなり開いていることになる．これは私にとってスキルアップを確認するいいチャンスでもある．

「PMTCなんて誰がやっても変わらない」と思っているあなた．大きな誤解です．そんなあなたはきっと"下手なPMTCを過大評価"し，"上手なPMTCを過小評価"している．PMTCの上と下には案外大きな隔たりがあるのだ．最初は誰でも"下"から始まる．その場合，大きなヘッドをどうコントロールすればいいのかがつかめないことが多い．"もてあます"わけである．"もてあます"とヘッドを対合歯にぶつけてしまったり，必要以上に頰粘膜や口唇を引っ張ったりして患者さんに不快感をもたらすことになる．しかも次の動作がイメージできていないので，戸惑いながらの施術になり，動きがチグハグ，時間がやたらとかかることになる．

それが"上"になると動きに迷いがないため流れるような施術になり，むだな時間がなくなっていく．流れるような施術になるとどうなるかというと"下"のときにもてあましていた"ヘッドの存在感が消える"．これは私も経験したことがあるが，本当に上手なPMTCでは途中で，あれだけ大きなヘッドが口の中に入っていることを忘れさせてくれるのである．

自分がPMTCをしてもらう側になると，迷いがなくなってくるのは肌で感じる．（口腔粘膜で感じる？）それを感じた

ときに歯科衛生士のワンランクアップを確信するのである．なので患者さんがPMTC中に眠りだして，帰られるときに笑顔であれば上達した可能性が高いので喜んでいい．ただし，眠らせようと企んで側方圧を弱めたりすると，患者さんから「スッキリしない」というクレームを頂戴することになるので要注意．臨床って難しいですよね．

その5　SRPのブロック分け

　私の医院ではSRPの時間はたいてい1時間である．浸潤麻酔は基本的に行わない．麻酔をする場合は，担当歯科衛生士に"腹をくくってもらう"．理由は2つ．1つは麻酔をするとキュレットのブレードコントロールが上手くならないということ．もう1つは，麻酔下SRP後の再評価で改善がない場合，患者さんは外科を拒まれることが多いということ．麻酔をしないでSRPをして改善しない場合，麻酔をして再SRPや外科というオプションは行使できることがある．しかしSRPのときに麻酔をするとなると，"もう次はないかもしれない"とか"これが最後のデブライドメントになるかもしれない"という気持ちをもっていなければならないと思っている．

　さて，1時間という決まった枠でSRPをする場合，患者さんの状況と術者のレベルによってSRPのできる範囲が変わってくる．患者さんの状況はケースバイケースだが，術者のレベルが向上すればするほど1時間のSRPでできる範囲が増えていく．私は「SRPに何回のアポイントがほしいか？」といつも担当になった歯科衛生士に尋ねるのだが，その担当がいつも6回と言っていたのに，4回とか3回と言うようになると，彼女のレベルアップを喜ぶのである．保険点数が増えて喜んでいるだけだろうという声には……，聞こえないフリをします．

その6　メンテ報告のまとめ方

　ある患者さんのメインテナンスが終わると，担当歯科衛生士が報告にやってくる．院長室で座っている私がむっくり立ち上がり，患者さんのチェアのところまで歩いていく間が報告の時間である．その間，数十秒．さて，あなたならどんな報告をするだろうか？　これは案外あなたのレベルを反映した報告になるはずだ．

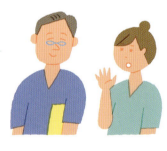

　報告では担当者が気づいたこと，気になったこと，残念だったこと，喜んだこと……，とにかく担当者の頭のなかで前回とは違ったことが前景化してくる．限られた時間でしゃべる内容は"本音トーク"になりやすい

ため，患者さんに対してどのようなアプローチをしていたかも推測がつく．やたらと悪くなったところばかり説明するような場合は，患者さんに対してもネガティブアプローチをしている可能性が高いし，よくなったところをうれしそうに話すような場合は，患者さんといっしょに喜んでいた可能性が高い．（つまりポジティブアプローチ）　また口腔内のことを離れてプライベートなこと，家族のことなどを報告するようになると，その担当者の視野や守備範囲が広がってきた可能性が高い．いままでの報告と比べて変わってきたときに私はその担当者のレベルアップを感じている．

　ベテランになると私が患者さんと話をするときの"パスワード"だけをずばり教えてくれることもあってたいへん助かるのだが，ベテランであればベストかといわれればそうとも限らない．細かい話から始めて私がもう患者さんと話をする体制に入っていてもまだ後ろで説明するような報告には，あまり耳を傾けない．患者さんには失礼な言い方かもしれないが，私からすると"ジャンク"な内容ばかりなので，耳に"ノイズリダクション"をかけてしまうのである．メインテナンスに限らず院長への報告はポイントを絞った的確な内容であってほしいと，"イラチ"の私は思うわけです．
（注　イラチとは関西弁でイライラしやすい性格という意味）

道具愛

　道具は手指の延長である．手や指で作業ができないから道具を使うわけである．そんな身体の一部として使う道具を"粗末"に扱うということはね，昭和の頑固おやじである私には理解できない．"あなた"に道具愛について再考してもらうこととしよう．

道具を粗末に扱うということ

　テレビでテニスを観ていた．世界ランキング上位同士の熱戦である．途中から片方の選手の調子が狂ってきた．自分に歯がゆくなってきたのか，画面をとおしてイライラしているのが伝わってくる．そしてとうとうテニスラケットを叩きつけて壊してしまった．このようなシチュエーションはよく見かけるような気がする．野球で打たれたピッチャーがベンチに戻るや否や，壁に自分のグラブを叩きつけるなんてしょっちゅうだ．（この場合グラブは壊れていないが……）　私はこのような光景にいつも違和感をもっている．ラケットを壊してイライラが解消するのか，グラブを叩き

つけて打たれたことを水に流せるのか私にはわからない．でも自分たちの大切な道具をそんなふうに扱うメンタリティが理解できないのである．

目の前で見たわけではないが，歯科医師のなかには外科のときに気に入らないことがあると外科器具を投げる人がいるらしい．（スタッフのチクリ情報）これに至っては言語道断である．その歯科医師の手先として頑張っていた外科器具にとっては"えらい迷惑"だ．スタッフにしてみても危ないし，怖い．調理場で包丁が飛び交っているようなものである．患者さんにもその空気が伝わっていることであろう．

もしかしたら自分でラケットのガットを張って手入れをしている選手であれば叩き壊したりしないかもしれない．自分でグラブにオイルを塗って手入れをしている選手であれば壁に叩きつけることはないかもしれない．上位選手になると手入れをする係の人材がいるのだ．でもきっと彼らも若いときには自分で手入れをしていて，そのときには手荒な行動はしていなかったのではないだろうか？　外科器具を投げつける歯科医師にも，自分で外科器具をシャープニングすることをお勧めしてみたい．

その2　道具にこだわりがないということ

想像してほしい．包丁にこだわりのない寿司職人さんの寿司を楽しめるだろうか？　鋏にこだわりのない美容師さんにカットをしてもらいたいだろうか？　われわれは刃物を扱う仕事をしているので，ついつい外で刃物を扱う仕事をされている職人さんたちと話をするときには，道具のこだわりについて尋ねてしまう．以下，とある寿司職人さんとの会話．

私　「どなたの柳刃包丁を使っているんですか？」
職人さん　「堺の英（ひで）さんのです」
私　「柄は黒檀（こくたん）ですね？」
職人さん　「そうです．頑張った自分へのご褒美に奮発したんです」

私　「研ぎはどうされていますか？」
職人さん　「この二種類の砥石で毎日手入れしています」
私　「切っ先は研いで納品してもらったんですか？」
職人さん　「いや，自分の好みがあるので自分で研ぎました」

私がいままでに話をした職人さんは，皆さん自分の道具は自分で購入されていた．全員である．若い職人さんは給料が安いので，朴（ほお）の木の柄のリーズナブルな包丁を使っているが，それでさえも分割払いをしながら自分で購入されていた．そんな柳刃包丁がナイフくらいまで短くなっても，この柄がしっくりいくのでまだ使っていますとの

こと．そういう職人さんの話はあえてこちらから尋ねない限り聴くことはできないが，私にとってはより食材が美味しく感じる話なのである．

"こだわり"というのは"私はこの道具しか使わない"とか"いままでずっとこれを使ってきたので，生涯変えることはない"というようなことではない．これだと単なる"固執"である．"こだわり"は"自分のパフォーマンスを最大化するため"にあるので，新しい道具にチャレンジすることは気が引けるようなことではなく，むしろ好ましいことなのである．

最近，共用の道具で仕事をすませることに違和感をもたないプロがすこしずつ増えてきているようで気持ち悪い．これは"レンタル"や"シェア"というやり方に違和感をもたない世代が増えてきていることの表れだろうか？　やはり昭和の頑固おやじは時代の流れについていけないのかも……．

その3　マイスケーラーというモチベーション

よくセミナーで歯科衛生士さんに次の質問をする．

「このなかで，自分の稼いだ給料で，自分用のスケーラーを買ったことがある人は手を挙げてください」

定員60名のセミナーで挙手する人は多くて10名，少ないときは数名である．不思議なことに，挙手する人はみんな"胸を張っている"．スケーラーが共有という医院もあるだろうし，各自に医院から支給されるという医院もあるだろう．自分の使うスケーラーをすべて自前でそろえているとかなりのコストになるので，そこまで私は要求しない．ただ，1本．たった1本でいいので，自分の給料で買ってみてほしいのである．それでないと，いまから私が書くことは理解できないかもしれない．

マイスケーラーはきっと"特別な力"をもっている．保管しているところでもマイスケーラーだけ輝いているはずだ．そんなパワーの宿ったスケーラーを手にするとどんなことが起こるかこっそり教えよう．

マイスケーラーをシャープニングした後，それを使ってSRPする患者さんのことを想像するだけでワクワクしてくる．そんなときにはもう頭のなかでSRPのイメージングが始まっているので，実際のSRPが上手くいく．マイスケーラーがシミュレーションを呼び起こしてくれるということだ．

不思議なことだが，マイスケーラーを使っていると気づかないうちにそのスケーラーを擬人化していることがある．「よく頑張ったね～」とか，「この子はね，遠心が得意なんだよね」とか．そんな可愛い子には器械のシャープナーは使いたくないと思うものである．（各メーカーの皆さん，悪意はありません！）　そしてマイスケーラーを研磨するマイストーンがほしくなってきたりする．これも

当然といえば当然である．刃物の角度や形には好みがあるので，職人さんたちは自分の好みの角度や形に研いでいくが，その研ぎ方にも癖や好みがあるので，砥石にその職人さん独特の"研ぎ癖"が表れてくる．そのため他の職人が使っている砥石は使いたくないものなのだ．「女房を質に入れてでもいい砥石を買え」という教えに従う必要はないだろうが，マイスケーラーの次にマイストーンを考えるのもいいかもしれない．

マイスケーラーは細くなっても捨てられない．「いつかこの子も役に立てる日がくるかもしれないじゃないか」と納得させて保管しておく．ベンチ入りしていてもほとんどお声がかかることはないが，自分が頑張った証として殿堂入りしてもらうのはいいだろう．くれぐれも昔取った杵柄（きねづか）とばかりに，臼歯部の深いポケットに使ってはいけない．老化が進んでいるのでポキッと折れてしまっては悲しい引退試合を迎えることになってしまう．

トレーニングを続ける"あなた"へのエールとして「まったくエビデンスはないけれども，こういうことって大事だよね」という内容をまとめた．本書の読者のなかから全国各地に"カッコイイ"歯科衛生士が生まれることを切に願っている．OTOMEのみんな，日常の仕事をこなしながらよく頑張った．

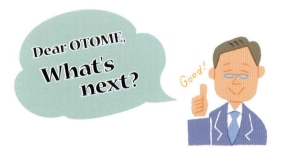

執筆者一覧

PEC (Postgraduate Education Course) 主宰

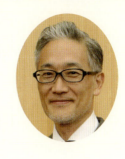

大阪府豊中市・山本歯科
山本浩正（歯科医師）

PEC OTOME

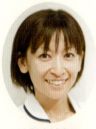

大阪市城東区
中川歯科医院
熊本宏美（歯科衛生士）

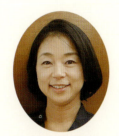

広島市中区
医療法人社団 柄歯科医院
足利奈々（歯科衛生士）

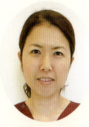

大阪府吹田市
Kデンタルクリニック
三國かおり（歯科衛生士）

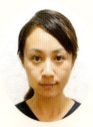

東京都西東京市
山口歯科医院
濱上彰子（歯科衛生士）

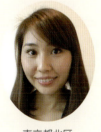

東京都北区
三條歯科医院
菊間真奈美（歯科衛生士）

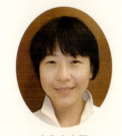

広島市中区
医療法人社団 柄歯科医院
上田智子（歯科衛生士）

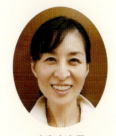

広島市中区
医療法人社団 柄歯科医院
森下明子（歯科衛生士）

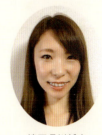

埼玉県川越市
赤レンガ歯科
小川麻美（歯科衛生士）

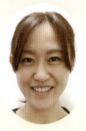

谷村妙子（歯科衛生士）

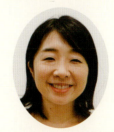

札幌市中央区
山麓通り歯科診療所
田川舞子（歯科衛生士）

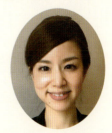

大阪府豊中市
山本歯科
原田芽衣（歯科衛生士）

ペリオ OTOME メソッド
器具の愛し方　　　　　　　　　　　　　　ISBN978-4-263-46317-8

2018年4月25日　第1版第1刷発行

著　者　山本浩正ほか
発行者　白　石　泰　夫
発行所　医歯薬出版株式会社
〒113-8612　東京都文京区本駒込1-7-10
TEL．(03) 5395-7636（編集）・7630（販売）
FAX．(03) 5395-7639（編集）・7633（販売）
https://www.ishiyaku.co.jp/
郵便振替番号　00190-5-13816

乱丁，落丁の際はお取り替えいたします．　　　印刷・木元省美堂／製本・愛千製本所
© Ishiyaku Publishers, Inc., 2018. Printed in Japan

本書の複製権・翻訳権・翻案権・上映権・譲渡権・貸与権・公衆送信権（送信可能化権を含む）・口述権は，医歯薬出版(株)が保有します．
本書を無断で複製する行為（コピー，スキャン，デジタルデータ化など）は，「私的使用のための複製」などの著作権法上の限られた例外を除き禁じられています．また私的使用に該当する場合であっても，請負業者等の第三者に依頼し上記の行為を行うことは違法となります．

JCOPY ＜(社)出版者著作権管理機構　委託出版物＞
本書をコピーやスキャン等により複製される場合は，そのつど事前に(社)出版者著作権管理機構（電話 03-3513-6969，FAX 03-3513-6979，e-mail：info@jcopy.or.jp）の許諾を得てください．